Homöopathie
für die Kitteltasche

Homöopathie

Indikations- und
wirkstoffbezogene
Beratungs-
empfehlungen

Matthias Eisele
Karl-Heinz Friese
Gisela Notter
Anette Schlumpberger

2., überarbeitete Auflage

für die Kitteltasche

Deutscher Apotheker Verlag Stuttgart

Wichtiger Hinweis

Die Erkenntnisse in der Medizin und der Pharmazie unterliegen laufendem Wandel durch Forschung und Erfahrungen. Die Autoren haben große Sorgfalt darauf verwendet, dass die in diesem Werk gemachten Angaben, insbesondere hinsichtlich Anwendung, Dosierung und unerwünschten Wirkungen dem derzeitigen Wissensstand entsprechen. Das entbindet den Benutzer des Werkes nicht von der Verpflichtung seine Empfehlung in eigener Verantwortung zu treffen.

Ein Warenzeichen kann warenrechtlich geschützt sein, auch wenn ein Hinweis auf etwa bestehende Schutzrechte fehlt.

Bibliografische Information Der Deutschen Bibliothek

Die Deutsche Bibliothek verzeichnet diese Publikation in der Deutschen Nationalbibliografie; detaillierte bibliografische Daten sind im Internet unter http://dnb.ddb.de abrufbar.

ISBN 3-7692-3311-5

Jede Verwertung des Werkes außerhalb der Grenzen des Urheberrechtsgesetzes ist unzulässig und strafbar. Das gilt insbesondere für Übersetzungen, Nachdrucke, Mikroverfilmungen oder vergleichbare Verfahren sowie für die Speicherung in Datenverarbeitungsanlagen.

© 2004 Deutscher Apotheker Verlag Stuttgart
Birkenwaldstr. 44, 70191 Stuttgart, Printed in Germany
Satz: Dörr + Schiller GmbH, Stuttgart
Druck: Hofmann, Schorndorf
Umschlaggestaltung: Atelier Schäfer, Esslingen

*„Das höchste Ideal der Heilung
ist schnelle, sanfte, dauerhafte
Wiederherstellung der Gesundheit…“*

(aus § 2, Organon der Heilkunst,
Samuel Hahnemann)

Anschriften der Verfasser

Matthias Eisele
Pfrondorfer Str. 16
72135 Dettenhausen

Dr. med. Karl-Heinz Friese
Marktplatz 3
71263 Weil der Stadt

Gisela Notter
Silcherstr. 10
71034 Böblingen

Anette Schlumpberger
Rötelbachstr. 2
75365 Calw

Vorworte

Vorwort zur 2. Auflage

Liebe Leserinnen und Leser,

wir freuen uns über die positive Resonanz auf die 1. Auflage unseres Homöopathie-Kitteltaschenbuches! Die 2. Auflage haben wir um die Kapitel Schwangerschaft, Geburt und Stillzeit erweitert und das Kapitel Beschwerden im Säuglings- und Kindesalter ergänzt.

Gerade diese Lebensphasen eignen sich in besonderer Weise für die Anwendung der sanften homöopathischen Heilmethode. Die in den neuen Kapiteln erstmals empfohlenen Arzneimittel wurden von uns in bewährter Weise dargestellt und dem Monographie-Teil hinzugefügt.

Wir hoffen, dass Ihnen auch diese 2. Auflage eine praxisnahe und verlässliche Hilfe sein wird.

Böblingen, Calw,   Die Autoren
Dettenhausen, Weil der Stadt
im Herbst 2003

Vorwort zur 1. Auflage

Liebe Leserinnen und Leser,

bei aller Vielfalt der homöopathischen Fachliteratur wird oft eine handliche, überschaubare und kompetente Informationsquelle vermisst. Um diesem Bedarf nachzukommen wurde das vorliegende Kitteltaschenbuch, unter besonderer Berücksichtigung der Beratungssituation in der Apotheke, verfasst.

Es ist in erster Linie dazu geeignet bei akuten Beschwerden schnell ein homöopathisches Arzneimittel empfehlen zu können und zu den gängigsten Mitteln wichtige Informationen zu erhalten.

Bei chronischen Erkrankungen ist es oft notwendig mittels klassischer homöopathischer Repertorisation zur Mittelfindung zu gelangen. Erfahrungsgemäß zeigt sich jedoch, dass bei einem Großteil der Patienten die klassische Repertorisation nicht unbedingt erforderlich ist. Hier kann dieses Buch helfen, das passende Arzneimittel zu finden.

Besonders bedanken wir uns beim Deutschen Apotheker Verlag, insbesondere bei Frau Antje Piening für die konstruktive Zusammenarbeit.

Stuttgart, Weil der Stadt,   Die Autoren
Böblingen, Calw,
im Frühjahr 2001

Inhalt

Vorworte	7
Inhalt	9

Erläuterungen und Hinweise 15

Einleitung	17
Erläuterungen zum Indikationsteil	19
Erläuterungen zum Monographieteil	21

Teil I: Indikationen 23

1. **Gemüt** 25
   Ärger/Zorn 25
   Geistige Erschöpfung 26
   Heimweh 27
   Kummer 28
   Panik 29
   Prüfungsangst/Lampenfieber 30
   Ruhelosigkeit/Unruhe 31
   Schreck/Schock 32
   Trauer nach Todesfall 33

2. **Kopf** 34
   Haarausfall 34
   Kopfschmerz 38
   Migräne 42

3. **Augen** 44
   Augenverletzungen 44
   Bindehautentzündung 45
   Gerstenkorn 46
   Überanstrengung der Augen 47

4.	**Ohren**	48
	Mittelohrentzündung	48

5.	**Nase und obere Atemwege**	50
	Heuschnupfen	50
	Nasenbluten	51
	Nasennebenhöhlenentzündung	52
	Schnupfen	54

6.	**Mund**	56
	Aphthen	56
	Lippenherpes	57
	Mundgeruch	58

7.	**Zähne**	59
	Zahnextraktion	59
	Zahnfleischbluten	60

8.	**Hals, Rachen, Kehlkopf**	61
	Halsschmerz	61
	Heiserkeit/Stimmverlust	63

9.	**Untere Atemwege**	64
	Husten	64

10.	**Verdauungstrakt**	67
	Bauchschmerzen/Koliken	67
	Blähungen/Völlegefühl	69
	Durchfall	71
	Hämorrhoiden	74
	Übelkeit/Erbrechen	75
	Verstopfung	77

11.	**Harnorgane**	80
	Blasenbeschwerden nach OP, Entbindung	80
	Blasenentzündung	81
	Harninkontinenz/Harnverhaltung	83

12. **Männliche Genitalien** 84
    Impotenz 84
    Prostatahypertrophie 85

13. **Weibliche Genitalien** 86
    Dysmenorrhoe 86
    Prämenstruelles Syndrom 90
    Wechseljahre 93

14. **Bewegungsapparat** 96
    Hexenschuss 96
    Ischialgie 97
    Muskelkater 99
    Muskelkrämpfe 100
    Nackenschmerzen 101
    Rheumatismus/Gelenkschmerzen 102

15. **Haut** 105
    Abszess/Furunkel 105
    Hühneraugen 106
    Insektenstich 107
    Nesselsucht 108
    Sonnenbrand/Sonnenallergie 109
    Warzen 110

16. **Allgemeines** 111
    Erschöpfung/Schwäche 111
    Grippaler Infekt 113
    Reisekrankheit 116

17. **Unfall, Verletzung und erste Hilfe** 117
    Blutungen 117
    Knochenbrüche 119
    Ohnmacht 120
    Sonnenstich 122
    Verbrennungen 124
    Verletzungen, offene 125
    Verletzungen, stumpfe 126

18. **Schwangerschaft** 128
    Muskelkrämpfe/Muskelschmerz 128
    Muskelkrämpfe/Mutterbänderschmerz . . . 130
    Ödeme 131
    Sodbrennen 132
    Stimmungsveränderungen 134
    Übelkeit/Erbrechen 136

19. **Geburt** 138
    Geburtserleichterung 138
    Geburtsfolgen 141

20. **Stillzeit** 143
    Brustdrüsenentzündung 143
    Brustwarzenentzündung 145
    Erschöpfung 147
    Milchmangel/Milchstau 149
    Milchüberschuss/Milchstau 150
    Stimmungsveränderungen
    im Wochenbett 151

21. **Beschwerden im Säuglings- und**
    Kindesalter 153
    Augenentzündung 153
    Blähungskoliken bei Säuglingen 155
    Keuchhusten 156
    Konzentrationsschwierigkeiten 158
    Masern 162
    Milchschorf 164
    Milchunverträglichkeit/Milcherbrechen . . . 165
    Mumps 166
    Mundsoor 168
    Röteln 169
    Säuglingsschnupfen 170
    Scharlach 171
    Windeldermatitis 172

Windpocken 173
Zahnungsbeschwerden 174

Teil II: Monographien 175

Kommission-D-Monographien, Übersicht . . 321

Literatur 335

Indikationsregister 339

Erläuterungen und Hinweise

Einleitung

Das wachsende Interesse an Homöopathie und der sich daraus ergebende Beratungsbedarf war für uns ausschlaggebend, der Buchreihe „für die Kitteltasche" das Themengebiet Homöopathie hinzuzufügen.

Das Buch gliedert sich in zwei Hauptteile welche folgende Aufgaben erfüllen:

Teil I greift zahlreiche Indikationen auf, für deren Behandlung erfahrungsgemäß häufig in der Apotheke um Rat gefragt wird. Den einzelnen Mitteln sind wichtige Merkmale zur Differenzierung vorangestellt, um die Mittelwahl zu ermöglichen. Zur Benutzung siehe Seite 19 Erläuterungen zum Indikationsteil.

Teil II, der Monographieteil, gibt wichtige Informationen zu homöopathischen Arzneimitteln. Alle in Teil I erwähnten Mittel sind monographiert und alphabetisch unter ihrem gebräuchlichen lateinischen Namen aufgeführt. Nähere Hinweise zum Aufbau der Monographien siehe Seite 21, Erläuterungen zum Monographieteil.

Natürlich sollte bei aller Kompaktheit dieses Buches der Blick für die Homöopathie als ganzheitliche Heilmethode erhalten bleiben. Für eine intensivere Beschäftigung mit der Homöopathie gibt das Literaturverzeichnis Hilfestellung.

Es ist sinnvoll neben dem Homöopathischen Arzneibuch noch mindestens eine Materia medica (Arzneimittellehre mit alphabetisch aufgeführten Monographien) in der Apotheke bereitzuhalten, um auch Informationen zu selteneren vorkommenden Mitteln geben zu können. Empfehlenswert ist z. B. Boerike, W., „Handbuch der homöopathischen Materia medica", Mezger, J., „Gesichtete homöopathische Arzneimittellehre" oder von

Grudzinski, T., „Der Neue Clarke". Auch Wiesenauer, M., „Homöopathie für Apotheker und Ärzte" bietet umfangreiche Informationen zu Indikationen und Arzneimitteln.

Allen, die mit diesem Buch arbeiten, wünschen wir gute Erfahrungen mit der faszinierenden Heilweise der Homöopathie.

Die Autoren

Erläuterungen zum Indikationsteil

Dieser Teil ist in Anlehnung an das in der Homöopathie gebräuchliche Kopf zu Fuß Schema gegliedert und in 21 verschiedene Kapitel aufgeteilt (siehe Inhaltsverzeichnis). Bei den einzelnen Indikationen sind die zur Behandlung häufig verwendeten Arzneimittel angegeben. Die Beschreibungen liefern Merkmale, die bei der Auswahl des geeigneten Mittels eine Differenzierung ermöglichen.

Potenzangaben beschränken sich auf den Bereich von der Urtinktur (∅) bis zur D 30, weil dieser erfahrungsgemäß besonders für die Selbstmedikation geeignet ist. Es steht jedoch im Ermessen und der Erfahrung der AnwenderInnen auf höhere bzw. C- oder LM-Potenzen zurückzugreifen.

Bei der Mittelwahl ist es auch hilfreich einen Blick auf die Monographien der in engerer Wahl stehenden Arzneimittel zu werfen, um ein besseres Gesamtbild des homöopatischen Mittels vor Augen zu haben.

Die Grenzen der Selbstmedikation sind bei einigen besprochenen Indikationen oder geschilderten Symptomen überschritten, hier kann die homöopathische Betreuung in der Apotheke nur begleitend erfolgen. Die Entscheidung, wann ein Arztbesuch notwendig ist, muss, wie bei jeder Beratung zur Selbstmedikation, individuell getroffen werden und bedarf der verantwortlichen Abwägung.

Der Hinweis „Grenzen der Selbstmedikation beachten!" weist auf besonders kritische Indikationen hin.

Dosierungshinweise

Falls keine zusätzlichen Angaben gemacht wurden, soll folgendermaßen dosiert werden:

$\varnothing$ – D 6	3-mal täglich 5 Globuli, 5 Tropfen o. 1 Tabl.	
D 12	2-mal täglich 5 Globuli, 5 Tropfen o. 1 Tabl.	
D 30	Einmalgabe, bei Bedarf wiederholen.	

Ausnahme: Aconitum und Belladonna, die vorwiegend zu Beginn einer Erkrankung gegeben werden:

Aconitum D 30	3 Gaben mit 2-stündigem Abstand	
Belladonna D 30	3 Gaben mit 12-stündigem Abstand.	

Die Häufigkeit der Gaben ist nach Dauer der Mittelwirkung und Heftigkeit der Beschwerden zu variieren. Während einer noch anhaltenden Besserung sollten keine weiteren Gaben eingenommen werden, sondern erst bei Nachlassen der Wirkung. Besonders höhere Potenzen dürfen nicht zu häufig verabreicht werden.

Einnahmehinweise

Die homöopathischen Arzneimittel lässt man ca. eine halbe Stunde vor oder nach der Mahlzeit im Mund zergehen. Während der Behandlung sind ätherische Öle, Menthol, Campher, wie auch Kaffee weitestgehend zu meiden.

Kommt es nach Einnahme des ersten Arzneimittels zu einer veränderten Symptomatik, ist unter Umständen ein entsprechendes Folgemittel zu wählen. Wird mit dem ersten oder evtl. auch zweiten ausgewählten Mittel kein Erfolg erzielt, sollte eine Weiterbehandlung durch erfahrene hömöopathische Praktiker angestrebt werden.

Erläuterungen zum Monographieteil

Die Informationen zu den verschiedenen Arzneimitteln sind in folgende Absätze gegliedert:

AS   **Ausgangsstoffe.** Die Ausgangsstoffe zur Arzneimittelherstellung werden hier aufgeführt, nähere Angaben zur genauen Gewinnung und Behandlung der Grundstoffe sind dem Homöopathischen Arzneibuch zu entnehmen. Häufig existieren verschiedene Bezeichnungen für die Substanzen. Falls der in der Homöopathie gängige Name vom Titel der Kommission-D-Monographie abweicht, wurde hier auch noch der neue lateinische Name aufgeführt.
Besteht **Verschreibungspflicht** ist dies farbig abgedruckt. Solche Arzneimittel sind als Dilutionen und Tabletten bis einschl. D3 verschreibungspflichtig, als Globuli bis einschl. D1.

BI   **Bewährte Indikationen.** Bei diesen Erkrankungen wird das entsprechende Mittel häufig in Betracht gezogen, wenn das Gesamtbild der Symptome dem Arzneimittelbild ähnlich ist. Wurde das Mittel in Teil I des Buches bei einer Indikation besprochen ist diese farbig hervorgehoben.

CH   **Charakteristika.** Sie geben einen Einblick in die spezifischen Eigenschaften des Arzneimittels. Nach Samuel Hahnemanns Grundsatz „Ähnliches mit Ähnlichem zu heilen", sollte das Wesen des Arzneimittels dem Wesen des Patienten entsprechen. So umschreiben die Charakteristika wie vielgestaltig Kranksein sich äußern kann und helfen bei der individuellen Arzneimittelauswahl.

MO   **Modalitäten.** Beschrieben sind Faktoren, die das Befinden des Patienten positiv oder negativ beeinflussen. Der nach oben gerichtete Pfeil ($\uparrow$) weist auf verbessernde, der nach unten gerichtete Pfeil ($\downarrow$) auf verschlechternde Bedingungen hin. Die Modalitäten geben oft wichtige Hinweise zur Arzneimittelwahl.

M   **Monographien.** Hier sind die Nummern der Herstellungsvorschriften des Homöopathischen Arzneibuchs aufgeführt, welche bei der Herstellung zur Anwendung kommen (HAB 2002). Außerdem wird erwähnt, ob eine positive Bewertung durch die Kommission D des ehemaligen Bundesgesundheitsamtes, bzw. des heutigen Bundesinstituts für Arzneimittel und Medizinprodukte, vorliegt (Komm.D+).

Im Anhang befindet sich eine Tabelle mit der Nummer und dem Veröffentlichungsdatum des Bundesanzeigers, in dem die betreffende Monographie abgedruckt wurde.

Teil I
Indikationen

1. Gemüt

Ärger/Zorn

Übergeschäftig; schlecht gelaunt, zornig; will in Ruhe gelassen werden; erträgt keinen Widerspruch

→ **Bryonia D 12**

Große Reizbarkeit und Ungeduld; schnippisch; heftige Zornausbrüche; nervöses Temperament; Erbrechen, Krämpfe oder Durchfall nach Ärger; sehr empfindlich gegen Schmerz; oft bei Kindern: schlägt um sich, wirft sich auf den Boden; besser durch Getragenwerden

→ **Chamomilla D 30**

Kann Ungerechtigkeiten nicht ertragen; Wut über Kleinigkeiten; reizbar; ungeduldig; aufbrausend; Koliken, besser durch Zusammenkrümmen; neuralgische Beschwerden nach Ärger

→ **Colocynthis D 12**

Streitet wegen Kleinigkeiten; uneinsichtig; Zanksucht bis zu Tätlichkeiten; hitziges Temperament, nervös und gereizt in Stresssituationen; Erbrechen, Magenschmerzen oder Herzschmerzen nach Ärger; große Erkältlichkeit bei frostigen Personen

→ **Nux vomica D 12**

Ärgert sich über alles, auch was ihn nicht betrifft; lang angestauter Ärger führt aus kleinstem Anlass zu Wutausbrüchen; sehr empfindlich; Angst, die Selbstbeherrschung zu verlieren; Beschwerden infolge Demütigung durch Vorgesetzte

→ **Staphisagria D 30**

Dosierung und Einnahmehinweise siehe Seite 19,
Erläuterungen zum Indikationsteil

Geistige Erschöpfung

Durch extreme geistige Überanstrengung, z. B. bei Studenten mit Kopfschmerzen; die leichteste Arbeit erscheint als schwere Aufgabe; melancholisch, zaghaft, weinerlich; „Nervenbündel"

→ **Kalium phosphoricum D 12**

Schlechtes Gedächtnis; Begreifen schwierig; findet beim Sprechen nicht die richtigen Worte; Mangel an Ideen; ausgelaugt; apathisch; oft Folge von Kummer und Sorgen; tags schläfrig und nachts schlaflos

→ **Acidum phosphoricum D 12**

Schnell erschöpft beim Schreiben oder Lesen; Abneigung zu sprechen und zu lernen; Stumpfsinn und Gleichgültigkeit; geistige Anstrengung verschlechtert die Beschwerden; auch für die Folgen von geistiger Überanstrengung

→ **Acidum picrinicum D 12**

Gedächtnisschwäche; Zerstreutheit; Blackout aus Angst vor Misserfolg; gewissenhaft; Überempfindlichkeit aller Sinne; Mangel an Selbstvertrauen

→ **Silicea D 6**

Geistige Erschöpfung mit Müdigkeit, Trägheit, Schwäche und Benommenheit; Alkohol bessert

→ **Gelsemium D 12**

Dosierung und Einnahmehinweise siehe Seite 19,
Erläuterungen zum Indikationsteil

Heimweh

Drückt den Kummer in sich hinein; veränderliche Stimmung mit viel Seufzen; kann auch reizbar und schroff sein
→ Ignatia D 30

Folgen von Enttäuschungen und Beleidigungen; nervös und erschöpft; zieht sich zurück und schweigt
→ Acidum phosphoricum D 12

Emotional sehr empfindlich; schnell beleidigt; bezieht negative Bemerkungen sofort auf sich; widerstrebendes Verhalten mit Heulen; unsicher; will allein sein
→ Capsicum D 30

Heimweh bei anhänglichen und unbeholfenen Kindern; kraftlos bei geringer Anstrengung; gedrückter Gemützustand; abends schwieriges Einschlafen
→ Calcium carbonicum D 30

Dosierung und Einnahmehinweise siehe Seite 19,
Erläuterungen zum Indikationsteil

Kummer

Beschwerden durch kurz zurückliegende Kränkung mit stillem Kummer; fühlt sich unverstanden; Stimmung veränderlich; viel Seufzen und Schluchzen

→ Ignatia D 30

Beschwerden durch lange zurückliegende Kränkungen; verletzlich auf der emotionalen Ebene; sensibel und verschlossen; meist sehr ernst; Trost verschlimmert alles

→ Natrium chloratum D 30

Lang andauernder Kummer; Folgen von Kränkungen und Beleidigungen mit unterdrückten Gefühlen; wehrt sich nicht; schluckt Empörung, kann aber auch „explodieren"

→ Staphisagria D 12

Bei beruflichen und familiären Sorgen; nervöse Überempfindlichkeit; innere Hast und Unruhe mit Zittern; will alleine sein; Musik ruft Weinen hervor; schläft vor dem Fernseher ein; nachts jedoch schlaflos infolge unangenehmer Gedanken

→ Ambra D 6

Dosierung und Einnahmehinweise siehe Seite 19,
Erläuterungen zum Indikationsteil

Panik

Überempfindlichkeit des Nervensystems; Heftigkeit der Symptome, die plötzlich mit großer Stärke auftreten; extreme Rastlosigkeit; große Schreckhaftigkeit; Ohnmachtsneigung; Panikzustände mit plötzlichem Herzklopfen, Luftmangel, rotem Gesicht, Schweißausbruch, Zittern, Schwindel und Angst vor dem Tod; Furcht nachts, vor Menschenmengen, engen Räumen etc.

→ **Aconitum D 30**

Angst, Unruhe, Erschöpfung; fühlt sich schwach und entkräftet; fröstelt; Dyspnoe mit Angst; Diarrhoe; Furcht vor dem Alleinsein, vor Einbrechern; große Angst um die Gesundheit; panische Angstattacken; Neigung zur Perfektion, überanstrengt sich deshalb oft; besser durch Wärme; schlimmer in Kälte, nachts, nach Mitternacht (gegen 2 Uhr), beim Alleinsein

→ **Arsenicum album D 12**

Angstvolles Wesen; Angst vor Terminen, Verabredungen, Vorstellungsgesprächen, Prüfungen; Reise-, Höhen-, Flug-, Platzangst; hysterische, nervöse Person; immer in Eile; zittrig; Durchfall durch Erwartungsangst; nervöse Magenbeschwerden; starkes Verlangen nach Süßem; schmerzhaftes Splittergefühl; Verschlimmerung in Wärme

→ **Argentum nitricum D 12**

Dosierung und Einnahmehinweise siehe Seite 19,
Erläuterungen zum Indikationsteil

Prüfungsangst/Lampenfieber

Erwartungsspannung mit ängstlicher Unruhe und Herzklopfen, besser nach Beginn der Prüfung; hastig und in Eile; nervöser Durchfall mit Blähungen

→ Argentum nitricum D 12

Schwächegefühl mit großer Angst; Herzklopfen und Zittern; geistige Benommenheit; Nackenschmerzen; Durchfall; auch für die Folgen zurückliegender Aufregungen

→ Gelsemium D 12

Herzklopfen kurz vor und während der Prüfung; Kopf wie leer; Konzentration unmöglich; „Brett vor dem Kopf", obwohl gut vorbereitet

→ Strophanthus D 4
5 Globuli kurz vor der Prüfung, bei Bedarf nach 15 min wiederholen

Dosierung und Einnahmehinweise siehe Seite 19, Erläuterungen zum Indikationsteil

Ruhelosigkeit/Unruhe

Starke körperliche und geistige Unruhe, Bewegungsdrang; Ängste bis zur Todesangst, Angstattacken; oft bei hohem Fieber mit großem Durst und ängstlicher, nicht zu beruhigender Ungeduld

→ **Aconitum D 30**

Innere Unruhe verlangt ständige Bewegung; Bewegung verbessert alle Beschwerden, kann nicht im Bett bleiben; nächtliche Ängstlichkeit

→ **Rhus toxicodendron D 6**

Unruhe mit äußerster Erschöpfung und Schwäche; ohne Besserung von Stelle zu Stelle getrieben; ängstliche, blasse, leicht fröstelnde Menschen; sehr ordnungsliebend; brennende Schmerzen; Verschlimmerung nachts, um 2 Uhr

→ **Arsenicum album D 30**

Nervöse Unruhe mit Reizbarkeit, Überdrehtheit; schlaflos nach (freudiger) Aufregung, findet keine Ruhe; Herzklopfen; nach zuviel Kaffee

→ **Coffea D 6**

Gereiztheit mit Unruhe; alles und jeder nervt; Kleinigkeiten bringen auf die Palme, nichts ist recht; häufig bei Kleinkindern

→ **Chamomilla D 6**

Dosierung und Einnahmehinweise siehe Seite 19,
Erläuterungen zum Indikationsteil

Schreck/Schock

Lebensbedrohliche, schockierende Ereignisse; Beschwerden treten plötzlich, mit großer Intensität auf; Todesangst; physische und psychische Ruhelosigkeit; Sinne überempfindlich; Herzklopfen, Atemnot, Zittern, Schwindel; Ohnmachtsneigung; heftiger Durst auf Kaltes; Schwitzen bessert

→Aconitum D 30

Physische und psychische Traumata jeder Art; Blutungsneigung; Zerschlagenheit; Empfindlichkeit des Körpers; Überanstrengung; Ermüdung; ängstlich, unruhig, erregt; mürrisch, schweigsam, verstimmt; Furcht vor Berührung, Annäherung; lehnt Hilfe ab, will allein sein; empfindet alles zu hart

→Arnica D 4

Empfindsame Menschen, sensibel, hysterisch; reizbar; schnelle Stimmungswechsel; Lach- oder Weinkrämpfe infolge psychischer Erregung; Seufzen; stilles Grübeln; Kloßgefühl im Hals; Gesichtsschweiß

→Ignatia D 30

Äußerst schreckhaft; Furcht bleibt zurück; sonst schmerzende Teile schmerzlos; heftiger, heißer Schweiß; rotes Gesicht; Pupillen verengt; Augen unbeweglich, starr; Halluzinationen; Bewusstseinsverlust; schläfrig, gleichgültig; mutig, heiter

→Opium D 30

Cave: Grenzen der Selbstmedikation beachten!

Dosierung und Einnahmehinweise siehe Seite 19,
Erläuterungen zum Indikationsteil

Trauer nach Todesfall

Tieftraurig, nervös und wortkarg; kann Gefühle schwer kontrollieren; fühlt sich unverstanden
→ **Ignatia D 30**

Kann auch nach längerer Zeit nicht vergessen; kann nicht weinen, obwohl traurig; Trost wird zurückgewiesen
→ **Natrium chloratum D 30**

Trauer mit Gleichgültigkeit und Apathie; will allein sein
→ **Acidum phosphoricum D 12**

Trauer mit viel Reizbarkeit und Zorn
→ **Nux vomica D 12**

Tiefer Kummer mit viel Weinen; schüchtern und trostbedürftig
→ **Pulsatilla D 12**

Schockzustand nach Todesfall; will allein sein; behauptet, ihm/ihr gehe es gut
→ **Arnica D 30**

Dosierung und Einnahmehinweise siehe Seite 19,
Erläuterungen zum Indikationsteil

2. Kopf

Haarausfall
in Verbindung mit hormoneller Dysfunktion

Haarausfall in Zusammenhang mit Hormonschwankungen (Entbindung, Wechseljahre); gelbliche Gesichtsfarbe; braune Hautflecken; Pickel auf der Stirn am Haaransatz; schmerzhafte, juckende Kopfhaut; bei Erschöpfung gereizt, traurig, gleichgültig; vermindertes sexuelles Verlangen

→ **Sepia D 12**

Nach der Schwangerschaft; während der Stillzeit; im Klimakterium; Haarausfall, besonders an der Stirn, Geheimratsecken; schuppige, juckende Kopfhaut; Akne an der Stirnhaargrenze und hinter den Ohren; fettige Gesichtshaut; fettige Haare; Abmagerung von oben nach unten, trotz reichlicher Nahrung; leicht verletzbar auf der emotionalen Ebene; plagt sich mit Schuldgefühlen; oft Folge von psychischen Ursachen (Kummer, Schreck usw.)

→ **Natrium chloratum D 30**

Ausfallen der Haare in Massen, nach Entbindung und in den Wechseljahren; vorzeitiges Ergrauen der Haare; Stirnfalten; Kopf berührungsempfindlich; schorfiger Hautausschlag auf dem Kopf; nässende Ekzeme hinter den Ohren; Hautjucken überall; morgens Blähungen; reizbar, ungeduldig

→ **Lycopodium D 6**

Dosierung und Einnahmehinweise siehe Seite 19,
Erläuterungen zum Indikationsteil

Haarausfall

in Verbindung mit vorzeitiger Alterung

Vorzeitiges Ergrauen der Haare; Haarausfall in Massen; Kahlköpfigkeit

→ **Lycopodium D 6 (s. S. 34)**

Vorzeitige Alterung bei chronischen Erkrankungen; fühlt sich alt und müde; starker Ausfall des Kopfhaares, auch der Augenbrauen und Barthaare; brüchige, trockene Haare; trockene, juckende Kopfhaut; Nägel wachsen schnell, sind aber oft spröde und brüchig; Wärme wird schlecht ertragen

→ **Acidum hydrofluoricum D 12**

in Folge von Arzneimittel-Nebenwirkungen und Allergien

Haarausfall nach Chemotherapie, Hormonbehandlung, Medikamentenmissbrauch; Haar glanzlos, trocken und struppig; Jucken und Brennen der trockenen Kopfhaut; Hautausschläge aller Art, schlimmer durch Waschen; Hitzegefühl auf dem Kopf

→ **Sulfur D 6**

Allgemeine allergische Diathese; Haarausfall in Folge von Nahrungsmittel-Allergien, Neurodermitis oder häufigen Antibiotikagaben; wirkt entgiftend

→ **Okoubaka D 3**

Siehe auch folgende Seite

Dosierung und Einnahmehinweise siehe Seite 19,
Erläuterungen zum Indikationsteil

Haarausfall

Fortsetzung

nach erschöpfenden oder chronischen Krankheiten

Haarausfall bei jungen Menschen nach erschöpfenden Krankheiten; auch als Folge von Impfungen; in Verbindung mit Nagelstörungen; Neigung zu Hauteiterungen; Kopfschweiß bei geringer Anstrengung oder auch nachts; Kopfhaut juckend und druckempfindlich; sehr kälteempfindlich, besonders am Kopf, „muss den Kopf immer warm halten"

→ **Silicea D 6**

Haarausfall in Verbindung mit chronischem Hautekzem, trocken, brennend und juckend oder nässend mit Absonderungen; schuppige und nässende Ausschläge auf der Kopfhaut; Hautjucken, schlimmer in der Hitze

→ **Graphites D 6**

Haarausfall nach akuten, erschöpfenden Krankheiten; auch Ausfall der Augenbrauen, Bart- und Schamhaare; nächtliche Schweiße; Müdigkeit und Zittern der Extremitäten; Gesichtsneuralgien

→ **Thallium D 12**

Erschöpft und schwach nach kräftezehrenden Krankheiten; Haarausfall in großen Büscheln; brennende, heftig juckende Kopfhaut mit Schuppen; meist schlanke Menschen mit feinen Haaren und schwachen Nerven; überempfindlich gegenüber Sinneseindrücken wie Licht, Musik, Gerüche etc.

→ **Phosphorus D 12**

Dosierung und Einnahmehinweise siehe Seite 19,
Erläuterungen zum Indikationsteil

Haarausfall
nach erschöpfenden oder chronischen Krankheiten

Nach schweren Krankheiten oder Blutverlusten erschöpft, teilnahmslos, gleichgültig und traurig; vorzeitiges Ergrauen und Ausdünnen der Haare; fettige Haare
→ Acidum phosphoricum D 12

in Folge von Kummer und geistiger Überanstrengung

Haarausfall nach Kummer, psychischem Schock, geistiger Überanstrengung und nervöser Erschöpfung
→ Acidum phosphoricum D 12 (s.o.)

Haarausfall nach geistiger Überanstrengung und nach Sorgen; bei nervlicher Erschöpfung junger Menschen; depressive Gemütsstimmung; Apathie und Reizbarkeit wechseln ab; Schwäche der Muskeln; Rückenschmerzen; kälteempfindlich
→ Kalium phosphoricum D 6

Nervöse Schwäche mit Haarausfall, auch der Augenbrauen und Barthaare; trockene, juckende, stechende Haut; extrem trockene Haare; Pusteln im Gesicht, blass, anämisch; Neigung zu ödematösen Schwellungen, besonders an den oberen Augenlidern; Muskelschwäche; Schweißausbruch schon bei geringer Bewegung
→ Kalium carbonicum D 6

Dosierung und Einnahmehinweise siehe Seite 19,
Erläuterungen zum Indikationsteil

Kopfschmerz

mit seelischem Auslöser

Folge von Angst, Schreck, Schock, Infektion; Gesicht rot, Extremitäten kalt; weite Pupillen; heftig klopfender Schmerz, pulsierend, kommt und geht schnell; Sinne überempfindlich; besser durch kalte Anwendungen, Gegendruck, Einhüllen des Kopfes

→ **Belladonna D 30**

Folge von Kummer, Sorge, Kränkung, Schreck, Angst; schwache Nerven; launisch; widersprüchlich; Bereich um die Augen und Stirn; Beginn langsam, Ende plötzlich; besser durch Ruhe, Kopf vorbeugen, Liegen auf schmerzhafter Seite, viel Urinabgang

→ **Ignatia D 30**

Folge von Kummer, seelischen Verletzungen; will keinen Trost; introvertiert; grübelt viel; friert leicht; emotionale Verletzung sitzt tief; anfangs Flimmern vor den Augen, später Übelkeit und Erbrechen; Schmerz kommt und geht mit der Sonne

→ **Natrium chloratum D 30**

Folge von Kummer, Sorgen, Schreck, Schlafmangel; rascher Wechsel zwischen Lachen und Weinen; Trost verbessert; Schmerz wechselt oft die Stelle; Ruhe, Wärme verschlechtern; besser im Freien, durch Gegendruck

→ **Pulsatilla D 12**

Dosierung und Einnahmehinweise siehe Seite 19, Erläuterungen zum Indikationsteil

Kopfschmerz

mit seelischem Auslöser

Folge von Gemütserregung, Furcht, Kummer; nervös, furchtsam, traurig, verzweifelt; Schwäche mit Zittern; anfangs Sehstörungen; Schmerzbeginn im Hinterkopf; endet mit reichlich Harnabgang; besser durch Ruhe, Stille, Liegen mit erhöhtem Kopf

→ Gelsemium D 12

Folge von Gefühlserregung, Kränkung, Demütigung; in ängstlicher Unruhe, hektisch; Phobien; dyspeptische Störungen; Durchfall; Schmerz eher links; Kopf wie vergrößert; Gegendruck, Bandagieren bessern; schlechter durch geistige Arbeit, im Freien

→ Argentum nitricum D 12

Folge von Zorn, Ärger, Magen-Darm-Störung, Rheuma; schnell wütend; Blutandrang zum Kopf; Schwindel; drückender, berstender Schmerz (Stirn), eher links; geringste Bewegung, kaltes Wetter verschlimmern; kalte Anwendung, Ruhe, geschlossene Augen bessern

→ Bryonia D 6

Folge von Ärger, Zorn, Ehrgeiz, Stimulantien; Choleriker; „Manager", hektisch, erfolgsorientiert; ruhelos; überempfindliches Nervensystem; schlechter morgens, durch Kopfbewegung, beim Gehen im Freien

→ Nux vomica D 12

Siehe auch folgende Seite

Dosierung und Einnahmehinweise siehe Seite 19,
Erläuterungen zum Indikationsteil

Kopfschmerz

Fortsetzung

mit Organbeziehung

Augenüberanstrengung mit heißen und schmerzenden Augen, als Folge Kopfschmerz; Schmerz stechend von der Stirn zum Schläfenbein, „wie von einem Nagel"; schlimmer durch Augenanstrengung, konzentrierte Alkoholika

→ **Ruta D 6**

Sinusitis; Absonderung von zähem, gelb-grünem Schleim; bei Stockung dieser Absonderung wunder, neuralgischer Kopfschmerz an kleinen, umschriebenen Stellen

→ **Kalium bichromicum D 4**

Chronische Sinusitis mit rezidivierendem Kopfschmerz; zaghaft, ängstlich, bescheiden; Bedürfnis, den Kopf warm zu halten

→ **Silicea D 6**

Dyspepsie mit viel Durst, Völle im Magen wie ein Stein; Druck in Leber-Galle-Region; Kopfschmerz

→ **Bryonia D 6 (s. S. 39)**

Magen-Darm-Störung nach Völlerei, Stimulantienabusus (Alkohol etc.); hektisch mit Kopfschmerz

→ **Nux vomica D 12 (s. S. 39)**

Magen-Darm-Störung mit Übelkeit, Kopfschmerz, Erbrechen von fadenziehendem Schleim

→ **Iris D 6 (s. S. 43)**

Kopfschmerz beginnt oft im Hinterkopf und zieht über den Kopf zum linken Stirnhöcker; punktförmig; heftiger Schmerz, klopfend; schlechter durch Fehltritt

→ **Spigelia D 6**

Dosierung und Einnahmehinweise siehe Seite 19, Erläuterungen zum Indikationsteil

Kopfschmerz

in Schwangerschaft, Stillzeit und Klimakterium

Kopfschmerz in Schwangerschaft und Stillzeit; nach Enttäuschung, Durchnässung, durch kalte Füße

→ **Pulsatilla D 6 (s. S. 38)**

Schwangerschaftskopfschmerz mit Hitzewallung zum Kopf; ängstliche Befürchtungen; nervöse Reizbarkeit; Überempfindlichkeit aller Sinne

→ **Belladonna D 30 (s. S. 38)**

Kopfschmerz in Schwangerschaft, Stillzeit, Klimakterium; venöse Stauung; Uterussenkungsbeschwerden; Chloasma uterinum; berstende Kopfschmerzen oder stechend-bohrende Schmerzen über dem rechten Auge

→ **Sepia D 30**

Klimakterische Hitzewallung mit Blutandrang zum Kopf; hämmernder, pulssynchroner Kopfschmerz

→ **Glonoinum D 6 (s. S. 43)**

Kopfschmerz im Klimakterium mit pulsierendem Schmerz im ganzen Kopf; keine enge Kleidung wird ertragen; sehr gesprächig; Gesicht dunkelrot, gedunsen; schlimmer beim Aufwachen, nach Bewegung; besser durch Hinlegen, Ausscheidungen

→ **Lachesis D 12**

Dosierung und Einnahmehinweise siehe Seite 19,
Erläuterungen zum Indikationsteil

Migräne

Schlechte Nachrichten und Aufregung als Auslöser; Zittern und Schwäche; reizbar; lärmempfindlich; Schwindel; verschwommene Sicht; Hals- und Schultermuskulatur schmerzt; breitet sich vom Hinterkopf aus; endet mit reichlich Harnabgang; alle 7 Tage; besser durch Liegen mit erhöhtem Kopf

→ **Gelsemium D 12**

Plötzlicher Beginn mit Pulsieren, Klopfen und Völlegefühl im Kopf; oft rechts, Stirnregion über den Augen; Gesicht rot, heiß; Pupillen weit; schlechter bei Erschütterung, Bewegung, Licht, tief gelagertem Kopf; besser bei festem Gegendruck, Kopf zurückbeugen

→ **Belladonna D 30**

Meist links mit stechenden Augenschmerzen und Schwindel; oft von der Halswirbelsäule ausgehend, mit schmerzhaften Muskelverhärtungen; bei Frauen im Klimakterium; schlechter morgens und während der Regel; melancholische, ängstliche Stimmung

→ **Cimicifuga D 6**

Dosierung und Einnahmehinweise siehe Seite 19,
Erläuterungen zum Indikationsteil

Migräne

mit starker Übelkeit und Erbrechen

Oft an Sonntagen, Feiertagen, bei Entspannung; Sehstörungen zu Beginn (Flimmern, verschwommene Sicht), dann Stirnkopfschmerz meist rechts mit Sodbrennen, Übelkeit, saurem Erbrechen; schlechter in der Ruhe, in kalter Luft, durch heftige Bewegung; besser durch leichte Bewegung

→ **Iris D 6**

Schmerz breitet sich vom Hinterkopf zur Stirn aus, setzt sich meist rechts über dem Auge fest; sehr starke Schmerzen, als ob die Augen herausgedrückt würden; Blutandrang mit Übelkeit und galligem Erbrechen; Schmerzintensität steigt und fällt mit dem Sonnenstand; besser durch Hinlegen, Schlafen

→ **Sanguinaria D 6**

Sehstörungen mit Flimmern und Funken vor den Augen; Beginn morgens, steigert sich bis zum Erbrechen; melancholische Stimmungslage; will allein sein; Schwindel; Schwäche; Mattigkeit; besser im Zimmer, in Wärme; schlechter im Freien, in Kälte

→ **Cyclamen D 6**

Blutandrang zum Kopf; Sehstörungen; Übelkeit; Erbrechen; kann keine Hitze am Kopf ertragen; Kopf fühlt sich groß und schwer an; schlechter durch Kopfschütteln, Sonne, Bücken, Treppensteigen; besser im Freien, beim Entblößen des Kopfes

→ **Glonoinum D 6**

Dosierung und Einnahmehinweise siehe Seite 19, Erläuterungen zum Indikationsteil

3. Augen

Augenverletzungen

Verletzungen durch Splitter oder spitze Gegenstände; Prellung und Quetschung mit schwerem Bluterguss; Schmerz stechend; kalte Kompressen bessern
→ **Ledum D 6**

Stichverletzung durch Nägel, Splitter etc.; heftiger qualvoller Schmerz, an den Nerven entlang schießend; bei starkem Schmerz nach augenärztlicher Behandlung; Krämpfe nach Verletzung; lindert Operationsschmerzen
→ **Hypericum D 3**

Riss- und Schnittverletzungen der Hornhaut; reißende Schmerzen; nach Operationen
→ **Staphisagria D 4**

Wenn nach Entfernen des Fremdkörpers (durch den Arzt) das Auge rot, entzündet, trocken und heiß ist
→ **Aconitum D 30**

Verletzungsschock; wenn durch die Prellung ein Bluterguss zu erwarten ist; bei Verletzung mit Blutung; Doppeltsehen nach Augenverletzungen
→ **Arnica D 4**

Traumatische Verletzungen der knöchernen Strukturen um das Auge; Brillenhämatom; Prellungen durch Faustschlag, Schneeball oder stumpfe Gegenstände; „blaues Auge"; Verletzungsschmerz tief im Augapfel
→ **Symphytum D 6**

Cave: Grenzen der Selbstmedikation beachten!

Dosierung und Einnahmehinweise siehe Seite 19,
Erläuterungen zum Indikationsteil

Bindehautentzündung

Scharfer Tränenfluss, milder Schnupfen; Augen geschwollen, gerötet; wundmachendes, eitriges Sekret; Gefühl als liege ein Haar über dem Auge; lichtscheu; Bedürfnis, das Auge abzuwischen; häufiges Blinzeln bessert

→Euphrasia D 2

Dicke, gelbe, milde, reichliche Absonderung; Juckreiz, Tränenfluss und Schmerzen in den Augen; besser durch kalte Anwendungen

→Pulsatilla D 6

Akute Entzündung, ausgelöst durch Zugluft oder trockene, kalte Luft, Erkältung, Fremdkörper und Verletzungen; Kankheitsbeginn heftig und plötzlich; reißende, schneidende Schmerzen; Lider geschwollen, hart, rot; Tränenfluss reichlich; lichtscheu; Unruhe, Angst

→Aconitum D 30

Auge hochrot, blutunterlaufen; lichtscheu mit Lidkrämpfen; Pupillen weit; Stechen in den Augen; Kongestionen zum Kopf; Schmerzen blitzartig, plötzlich; Überempfindlichkeit der entzündeten Teile; Symptome großer Intensität und Heftigkeit, die plötzlich kommen und gehen

→Belladonna D 30

Cave: Grenzen der Selbstmedikation beachten!

Dosierung und Einnahmehinweise siehe Seite 19,
Erläuterungen zum Indikationsteil

Gerstenkorn

Gerstenkörner und Hagelkörner (auch rezidivierende); sehr trockene Augen; juckende Lidränder; Augen wirken eingefallen mit blauen Rändern

→ **Staphisagria D 4**

Gerstenkörner besonders am Oberlid; entzündete, verklebte Augenlider; Jucken und Brennen der Augen; reichlich Tränenfluss und Schleim evtl. mit Trübsichtigkeit; Besserung im warmen Zimmer

→ **Pulsatilla D 6**

Gerstenkörner mit ziehendem Schmerz; Lidekzem; trockene, gerötete und geschwollene Augenlider; Unverträglichkeit von Licht

→ **Graphites D 6**

Gerstenkörner in der Nähe der inneren Augenwinkel

→ **Lycopodium D 6**

Gerstenkörner mit Abneigung gegen Licht; Augen berührungsempfindlich; Licht verursacht stechende Schmerzen

→ **Silicea D 6**

Dosierung und Einnahmehinweise siehe Seite 19,
Erläuterungen zum Indikationsteil

Überanstrengung der Augen

Nach Anstrengung der Augen durch vieles Lesen, Nähen oder Fixieren auf eine Arbeit; die Augen brennen, sind gerötet und beginnen zu schmerzen; bei weiterer Anstrengung verschwimmt die Sicht und die Augen fühlen sich heiß an; als Folge können Kopfschmerzen auftreten

→ **Ruta D 3**

Dosierung und Einnahmehinweise siehe Seite 19,
Erläuterungen zum Indikationsteil

4. Ohren

Mittelohrentzündung

Oft als Erstmittel; plötzliche Beschwerden; hohes Fieber; heftig starker Schmerz; unruhig, ängstlich; schlimmer nachts

→ Aconitum D 30

Rotes, geschwollenes Ohr; heftig stechender Schmerz; langsamer Krankheitsverlauf; anlehnungsbedürftig, weinerlich; Verlangen nach frischer Luft; in der Wärme schlechter; evtl. mit mildem, gelb-grünem Ausfluss

→ Pulsatilla D 4, alle 2 Stunden

Schmerzen im Mastoid; Mastoiditis; massivste Ohrenschmerzen; schlimmer in Kälte

→ Capsicum D 6, alle 2 Stunden

Plötzlicher Beginn; hohes Fieber; Ohr berührungsempfindlich, heiß, gerötet; roter Kopf; weite Pupillen; kalte Extremitäten; oft bei Kindern; erregt und empfindlich

→ Belladonna D 30

Plötzlicher Beginn mit hohem Fieber, durstlos; stechende, brennende Schmerzen; Trommelfell ödematös, schwach gerötet; schlechter durch Berührung, Hitze; besser durch Kälte

→ Apis D 6

Oft im Anfangsstadium bei blassen Kindern mit geringer Widerstandskraft; Verlauf meist weniger heftig wie bei Belladonna und Aconitum

→ Ferrum phosphoricum D 6

Cave: Grenzen der Selbstmedikation beachten!

Dosierung und Einnahmehinweise siehe Seite 19,
Erläuterungen zum Indikationsteil

Mittelohrentzündung

Heftige, stechende Schmerzen; ärgerlich, gereizt, schnippisch; sehr schmerzempfindlich; Kind will getragen werden; eine Wange rot, die andere blass

→ **Chamomilla D 6**

Große Kälteempfindlichkeit, schnell erkältet; Beschwerden als Folge von Zugluft, Durchnässung und nach dem Baden

→ **Dulcamara D 6**

Bei Trommelfelldefekten mit und ohne Eiterung; zur Ausheilung

→ **Silicea D 6**

Eiterbildung mit stechenden Schmerzen; extreme Kälteempfindlichkeit; reizbar; Wutanfälle

→ **Hepar sulfuris D 6**

Scharfe, gelb-grünliche Absonderung, übelriechend; nachts ist alles schlimmer: Unruhe, Schweiß, Schmerz; Bettwärme wird schlecht ertragen

→ **Mercurius solubilis D 12**

Nach Fischlake stinkende Ohrsekretion, wundmachend

→ **Tellurium D 12**

Polyp wächst vom Mittelohr in den Gehörgang; grünlicher Eiter; Knarren im Ohr beim Schlucken

→ **Thuja D 3**

Cave: Grenzen der Selbstmedikation beachten!

Dosierung und Einnahmehinweise siehe Seite 19, Erläuterungen zum Indikationsteil

5. Nase und obere Atemwege

Heuschnupfen

Symptomatisches Zentrum im Bereich der Augen; Lider sind geschwollen, verkleben; Augensekret schleimig und dick; Schnupfen mild; Tränenfluss reichlich, wundmachend; Augen gereizt, brennen

→ Euphrasia D 2

Verstopfte Nase; wunde, heftig juckende Nase; Nasensekret scharf; milder Tränenfluss; lichtscheu; wässrige Absonderung; anhaltendes, häufiges Niesen; Auge bitzelnd; reizbar; ärgerlich; zerstreut; träge; schlimmer in Wärme; besser in Kälte

→ Allium cepa D 6

Ungeheurer Juckreiz in Hals, Nase, Gaumen; Kehle und Rachen sehr trocken; ständiges Schlucken; erfolgloses Räuspern

→ Wyethia D 6

Nase trocken verstopft; Absonderungen krustig; Stirnkopfschmerz; morgens vor allem Schnupfen mit wässrigem evtl. weißlichem Sekret; träge, lustlos und müde je länger der Heuschnupfen anhält; besser draußen, schlimmer im Warmen

→ Luffa D 6

Unspezifische Mittel mit Breitenwirkung:

→ Galphimia D 4 vorbeugend

→ Cardiospermum D 3

Dosierung und Einnahmehinweise siehe Seite 19,
Erläuterungen zum Indikationsteil

Nasenbluten

Akutmittel bei anhaltenden, schwallartigen, hellroten Blutungen; oft in Verbindung mit chronischem Katarrh; beim Schneuzen Taschentuch immer blutig

→ **Phosphorus D 30**

Neigung zu hellroten, stark fließenden Blutungen, „wie aus dem Wasserhahn", oft in Verbindung mit Übelkeit, Husten oder Geruchsverlust

→ **Ipecacuanha D 6**

Heftiges Nasenbluten; vorhergehende Kopfschmerzen bessern sich schlagartig bei Einsetzen der Blutung

→ **Melilotus D 6**

Rezidivierendes, hellrotes Nasenbluten; kontinuierlich fließend; oft nachts oder als Folge von Sturz oder zu schwerem Heben; Wallungen zum Kopf

→ **Millefolium D 3**

Angezeigt bei Kindern mit allgemeiner Blutungsneigung; anämische Jugendliche mit kalten Füßen

→ **Natrium nitricum D 3**

Häufiges Nasenbluten durch venöse Stauung; dunkles Blut, gleichmäßig fließend; oft in Verbindung mit Hämorrhoiden und Krampfadern

→ **Hamamelis D 3**

Dosierung und Einnahmehinweise siehe Seite 19, Erläuterungen zum Indikationsteil

Nasennebenhöhlen-entzündung

Häufig im Anfangsstadium als Folge von trockenem, kaltem Wetter und kalter Zugluft; akuter, plötzlicher und heftiger Beginn; Ruhelosigkeit; Angst; häufiges Niesen; Schmerz an der Nasenwurzel; Schnupfen, oft trockene Schleimhaut; Nase verstopft

→Aconitum D 30

Akuter Beginn mit klopfenden Schmerzen im Bereich der Stirn- und Kieferhöhlen; Gesicht rot, heiß, schweißig; fiebrig; oft mit Konjunktivitis; Haut und Haare sehr berührungsempfindlich; schlechter durch Kälte, nachts, Erschütterung, Berührung

→Belladonna D 30

Nase verstopft; zäher, klebriger, fadenziehender, gelb-grüner Schleim; Druck an der Nasenwurzel; kleine Schmerzpunkte an Wangenknochen oder Stirn; schlechter morgens; Wärme bessert

→Kalium bichromicum D 4

Nach Zugluft und bei trocken-kaltem Wetter; Nase verstopft; Sekret zuerst flüssig, dann dick, übelriechend (nach altem Käse), eitrig; Krusten an der Nasenöffnung; splitterartige Schmerzen in Stirn und Kiefer; oft einseitig; besser durch Wärme, Kopf einhüllen; sehr kälteempfindlich

→Hepar sulfuris D 6

Cave: Grenzen der Selbstmedikation beachten!

Dosierung und Einnahmehinweise siehe Seite 19, Erläuterungen zum Indikationsteil

Nasennebenhöhlen-entzündung

Starker Stirnkopfschmerz und Druck an der Nasenwurzel; Blutandrang zum Kopf, pochend, pulsierend; fädiger Schleim tropft von den Choanen in den Hals; blitzartiger Schmerz in den Knochen der Augenhöhle

→ **Cinnabaris D 4**

Chronische Eiterung bei sehr frostigen, kalten Menschen; Mangel an Eigenwärme; Kältegefühl an Kopf, Händen und Füßen; leicht erschöpft; Mangel an Selbstvertrauen; Blutung beim Naseputzen; warmes Einwickeln des Kopfes bessert

→ **Silicea D 6**

Chronische Eiterung; anfangs mit reichlich flüssigem Sekret; später übelriechende, schleimige, ätzende Absonderung; nächtliches Nasenbluten; Nasenöffnungen wund, geschwürig, krustig; viel Schweiß, stinkend, besonders nachts

→ **Mercurius solubilis D 12**

Cave: Grenzen der Selbstmedikation beachten!

Dosierung und Einnahmehinweise siehe Seite 19,
Erläuterungen zum Indikationsteil

Schnupfen

Fließschnupfen mit scharfem, wundmachendem Sekret, wässrig, reichlich; Niesen, besonders bei Eintritt in ein warmes Zimmer; Erkältung bei nasskaltem Wetter; Reizhusten; Heiserkeit; besser im Freien

→ **Allium cepa D 6**

Fließschnupfen, wundmachendes, wässriges Sekret; Nase fühlt sich verstopft an; Brennen an Oberlippe, Nasenlöchern und in der Nase; Frösteln; Unruhe; Angst; Erschöpfung; schlechter im Freien

→ **Arsenicum album D 12**

Dicke, fadenziehende, grünlich-gelbe Sekrete; heftiges Niesen; verstopfte Nase; chronischer Schnupfen bei Kleinkindern; Verlust des Geruchssinns

→ **Kalium bichromicum D 4**
   (s. S. 52)

Nase verstopft, besonders nachts und im Freien; fließt tagsüber; Folge von trockener, kalter Luft; chronischer Schnupfen bei Kleinkindern; Niesen und Juckreiz in der Nase; kälteempfindlich; reizbar

→ **Nux vomica D 12**

Stockschnupfen; verstopfte Nase zu Beginn; chronisch trockene Nase; evtl. mit Kopfschmerz; Spezifikum mit breitem Anwendungsbereich

→ **Luffa D 6**

Dosierung und Einnahmehinweise siehe Seite 19,
Erläuterungen zum Indikationsteil

Schnupfen

Nase verstopft, besonders abends; milder, dicker, gelbgrüner Schleim, morgens reichlich evtl. stinkend; Nase schmerzt; Geruchssinn beeinträchtigt; Nasenbluten; Verlangen nach frischer Luft; weinerlich; nachgiebig; besser im Freien

→ **Pulsatilla D 6**

Einseitiger Schnupfen; reichlich dicker, weißlicher Schleim; Nase verstopft beim Hinausgehen in die kalte Luft; empfindlich bei kaltem, trockenem Wetter, Wind; inneres Kältegefühl

→ **Hepar sulfuris D 6**
   (s. S. 52)

Säuglingsschnupfen, trocken; verstopfte Nase; evtl. weißliches Sekret; kann schlecht an der Brust saugen und gleichzeitig atmen; erwacht nachts mit Atemnot

→ **Sambucus nigra D 3**
   (s. S. 170)

Dosierung und Einnahmehinweise siehe Seite 19,
Erläuterungen zum Indikationsteil

6. Mund

Aphthen

Aphthen im Mund machen brennende Schmerzen, bluten leicht; Mund ist heiß, meist trocken; Zahnfleisch entzündet; überempfindlich gegen Geräusche; leicht erschreckt durch geringsten Lärm; empfindlich gegen plötzliche Geräusche; Furcht und Verschlimmerung durch abwärtsgerichtete Bewegung; verdrießlich, nervös, gereizt; besser durch Druck; schlechter durch feuchtes, kaltes Wetter

→ **Borax D 4**

Zahnfleisch geschwollen, schwammig, geschwürig, blutig; starker Speichelfluss; Mund feucht; heftiger Durst; widerlicher Mundgeruch; Metallgeschmack im Mund; Zunge schlaff, zeigt Abdrücke der Zähne; Aphthen an Zahnfleisch, Zunge und Wangeninnenseiten; stinkende Schweiße ohne Erleichterung; Ruhe verbessert; schlimmer nachts, in Bettwärme, durch feuchte, nasse Luft

→ **Mercurius solubilis D 12**

Lippenbläschen; Mundwinkel rissig; Wundheit und Geschwüre der Mundschleimhaut und des Zahnfleisches mit Neigung zu bluten; Trockenheitsgefühl mit großem Durst; reichlicher Speichelfluss; fauliger Mundgeruch; Aphthen, Geschwüre mit Gefühl als steckten Splitter darin; Geschwürsgrund sieht aus wie rohes Fleisch, unregelmäßige Ränder; reichlich Schweiße; Verlangen nach Unverdaulichem; allgemeine Schwäche

→ **Acidum nitricum D 12**

Dosierung und Einnahmehinweise siehe Seite 19,
Erläuterungen zum Indikationsteil

Lippenherpes

Bläschen wie Perlen an den Lippen; Taubheit und Prickeln der Zunge; rezidivierend; Folgen von Sonne, Luftzug, Ekel vor Unreinem; Hitze verschlimmert
→ Natrium chloratum D 30

Bläschen auch manchmal am Kinn; Zunge rot, rissig, belegt, außer einem Dreieck an der Spitze; Ruhe verschlechtert; Bewegung und Reiben bessern
→ Rhus toxicodendron D 30

Speichel zäh und seifig; trockene, raue Zunge; durch Erkältung bei kaltem Wetter; vor den Menses; Kälte verschlimmert; Wärme, Umhergehen bessern
→ Dulcamara D 6

Splitterartige, stechende Schmerzen; Übergang zur Eiterung
→ Hepar sulfuris D 6

Ausgeprägter Brennschmerz; Bläschen werden schnell trocken; oft Begleitsymptom ernster Erkrankungen
→ Arsenicum album D 12

Unangenehmer Mundgeruch; Aphthen im Mundraum; Brennen an der Zungenspitze; großer Durst
→ Capsicum D 6

Dosierung und Einnahmehinweise siehe Seite 19,
Erläuterungen zum Indikationsteil

Mundgeruch

Übermäßige Speichelbildung; übelster, penetranter Mundgeruch, ganzes Zimmer stinkt entsetzlich; Metallgeschmack im Mund; geschwollenes, schwammiges Zahnfleisch, blutet leicht; Zunge schlaff, zeigt Abdrücke der Zähne; feuchter Mund, trotzdem großer Durst; schlimmer nachts, besonders in Bettwärme; starke, stinkende, klebrige Nachtschweiße

→ **Mercurius solubilis D 12**

Geschwüre an Schleimhautübergängen; Mundgeschwüre; stinkende und ätzende Absonderungen; stechende, splitterartige Schmerzen; Mundentzündung mit Speichelfluss; Mundhöhle und Atem riechen streng; saure Nachtschweiße; sehr kälteempfindlich, fürchtet Kälte; Besserung beim Fahren im Wagen; Verlangen nach Unverdaulichem

→ **Acidum nitricum D 12**

Körperabsonderungen haben einen fauligen Geruch (Atem, Aufstoßen, Blähungen, Stühle, Schweiß); Zahnfleischbluten; Furcht vor Berührung; will allein sein; der ganze Körper ist berührungsempfindlich

→ **Arnica D 6**

Widerlicher Atem; Zunge bräunlich belegt (wie Senf); Zunge morgens trocken; nervöse Erschöpfung; abhängig von nervösen Ursachen

→ **Kalium phosphoricum D 6**

Dosierung und Einnahmehinweise siehe Seite 19,
Erläuterungen zum Indikationsteil

7. Zähne

Zahnextraktion

Zur Herabsetzung des Wundschmerzes; um die Schwellung zu vermindern; vorbeugend gegen Entzündungen

→ **Arnica D 4**

Außerordentlich starker Schmerz oder starke Blutung, wirkt blutstillend; schlechte Wundheilung; Entzündung; verhindert Infektionen

→ **Calendula D 3**

Starke, reißende, ziehende Schmerzen durch Verletzung des Nerves; beugt Infektionen und Entzündungen vor; auch nach Wurzelbehandlungen

→ **Hypericum D 3**

Zusätzlich für Mundspülungen

→ **Calendula Urtinktur**
   1 Teelöffel auf 1/4 Liter Wasser

Dosierung und Einnahmehinweise siehe Seite 19,
Erläuterungen zum Indikationsteil

Zahnfleischbluten

Geschwollenes, leicht blutendes Zahnfleisch; brennende Empfindung; brennender Schmerz; Bluten durch Berührung; Zahnfleisch setzt sich von den Zähnen ab, diese werden locker; Zahnschmerz durch Kälte; glatte Zunge, rot oder weiß

→ Phosphorus D 12

Sehr schmerzhaftes, entzündetes, geschwollenes Zahnfleisch, dunkelrot oder blaurot, blutend; freistehende Zahnhälse; Lippen, Gaumen und Zahnfleisch wund; verfärbte und kariöse Zähne; Mundgeruch; bitterer Geschmack; vermehrter Speichelfluss

→ Kreosotum D 4

Zahnfleisch rot, geschwollen, schwammig, leicht blutend und geschwürig, löst sich mit gelblichem Belag von den Zähnen; vermehrte Speichelsekretion, stinkend; widerlicher Mundgeruch; metallischer Geschmack; Druckstelle der Zähne auf der Zunge; Zittern der Zunge; Beschwerden schlimmer nachts

→ Mercurius solubils D 12

Hellrote, dünnflüssige Blutung; Zahnfleisch wund, weich und schwammig; Sekrete stinkend; rissige Mundwinkel; Bläschen auf den Lippen oder an den Zungenseiten; Mundgeschwüre; stechender Schmerz; reichlicher Speichelfluss

→ Acidum nitricum D 12
folgt gut auf Mercurius

Zusätzlich für Mundspülungen

→ Calendula Urtinktur
1 Teelöffel auf 1/4 Liter Wasser

Dosierung und Einnahmehinweise siehe Seite 19,
Erläuterungen zum Indikationsteil

8. Hals, Rachen, Kehlkopf

Halsschmerz

Plötzliche Schluckbeschwerden in Folge von kaltem Wind; beim ersten Kratzen im Hals

→Aconitum D 30

Heftiger Halsschmerz; Tonsillen und Rachen intensiv rot; „Erd-beerzunge"; trockene Schleimhäute; Engegefühl beim Schlucken; warme Getränke bessern

→Belladonna D 30

Rachen und Mandeln dunkelrot, geschwollen; heftig brennender Schmerz, oft bis in die Ohren ausstrahlend; Zunge hinten gelb, Zungenspitze rot; besser durch kalte Getränke; schlimmer nachts

→Phytolacca D 6

Ödematöse, blassrote Schwellung des Gaumens und der Tonsillen; heftig stechender Schmerz, meist rechts beginnend; Erstickungs-gefühl wie ein Pflock im Hals; starke Schluckbeschwerden beim Essen und Trinken; kein Durst; trockener Mund und Hals; besser durch kalte Umschläge; schlechter durch Wärme

→Apis D 6

Siehe auch folgende Seite

Cave: Grenzen der Selbstmedikation beachten!

Dosierung und Einnahmehinweise siehe Seite 19,
Erläuterungen zum Indikationsteil

Halsschmerz

Fortsetzung

Anhaltende Halsschmerzen mit eitrig-belegten Mandeln; Zäpfchen rot geschwollen; Anschwellung der Halslymphknoten; dauernde Neigung zu schlucken, dabei Stiche in den Ohren; geschwollene, gelb-schleimige Zunge; übler Mundgeruch; vermehrter Speichelfluss; großer Durst; metallischer Geschmack im Mund; Beschwerden verschlimmern sich bei Nacht und bei feuchter Witterung

→**Mercurius solubilis D 12**

Häufige Erkältungen und Mandelentzündungen mit beginnender Eiterung; fortschreitende Erkältungen; Angina mit dicken, weiß-gelben Belägen; Absonderungen säuerlich, übelriechend; drohende Abszessbildung; geschwollene Halslymphknoten; stechende Halsschmerzen mit der Empfindung eine Gräte oder ein Splitter stecke im Hals; Verlangen nach sauren und scharf gewürzten Speisen; besser durch feucht-warme Umschläge und bei feuchtem Wetter

→**Hepar sulfuris D 12**

Cave: Grenzen der Selbstmedikation beachten!

Dosierung und Einnahmehinweise siehe Seite 19,
Erläuterungen zum Indikationsteil

Heiserkeit/Stimmverlust

Akute Heiserkeit bei Erkältung in Folge von plötzlicher Abkühlung oder Zugluft
→ Aconitum D 30

Heiserkeit, schlimmer morgens, mit wundem, trockenem Kratzen im Hals; häufiges Bedürfnis zu räuspern; Kitzelhusten; kann kein lautes Wort sprechen; chronische Heiserkeit nach akuter Kehlkopfentzündung, tiefe Stimme
→ Causticum D 6

Starke Heiserkeit, schlimmer abends und durch kalte Luft; Sprechen und Husten verursachen heftigen Schmerz mit Wundheit und Kitzeln im Kehlkopf; brennendes, trockenes Gefühl; Aphonie
→ Phosphor D 12

Tiefe, raue Stimme, die bei Anstrengung versagt; Heiserkeit schlimmer abends, nachts und in feuchter Luft; trockener, rauer Kehlkopf; krampfhafter Husten mit Würgen
→ Carbo vegetabilis D 6

Heiserkeit durch Überanstrengung der Stimme; wundes und schmerzhaftes Gefühl am Morgen
→ Arnica D 6

Versagen der Stimme beim Singen; Heiserkeit nach extremer Stimmbelastung, z. B. bei Rednern und Sängern; Kehlkopf rau und trocken; rissige Mundwinkel
→ Arum triphyllum D 3

Dosierung und Einnahmehinweise siehe Seite 19,
Erläuterungen zum Indikationsteil

9. Untere Atemwege

Husten

Erkältung nach kaltem Wind; plötzliche nächtliche Hustenanfälle mit Erstickungsgefühl, trocken und kruppartig; meist mit Fieber ohne Schweiß; Frösteln mit Angst und Unruhe; schlimmer nachts, nach Mitternacht; besser durch frische Luft, intensives Ausatmen, beruhigendes Zureden

→Aconitum D 30

Plötzlicher Beginn eines Allgemeininfektes; kurze, immer wiederkehrende, harte, bellende Hustenstöße; auch bei trockenem, krampfartigem Reizhusten; Fieber mit rotem Gesicht und Schweiß auf der Stirn; schlimmer abends, im Liegen, durch Kälte, beim Sprechen; bewährt bei Kindern

→Belladonna D 30

Trockener Grippehusten mit stechendem Schmerz in der Brust, muss sich beim Husten die Brust halten; trockene Schleimhäute; großer Durst; Verlangen nach Ruhe; Husten schlimmer beim Betreten eines warmen Zimmers, durch Bewegung, durch Sprechen oder Essen

→Bryonia D 6

Erkältung beginnt mit Schnupfen, steigt langsam abwärts in die Bronchien; trockener, nächtlicher Husten; nervöser Reizhusten mit wunder Kehle; Stirnkopfschmerz mit Druck in der Nasenwurzel; Husten nach Masern; schlimmer abends, nachts, im Liegen und beim Einatmen

→Sticta pulmonaria D 6

Cave: Grenzen der Selbstmedikation beachten!

Dosierung und Einnahmehinweise siehe Seite 19,
Erläuterungen zum Indikationsteil

Husten

Husten nach Schnupfen; trockener, erschöpfender Kitzelhusten, mit fortwährendem Reiz; außergewöhnlich empfindlich beim Einatmen kalter Luft; Wundheit in der Kehle beim Ausräuspern von Schleim; stechender Brustschmerz meist links; durstlos; Husten schlimmer beim Sprechen und nachts

→**Rumex D 6**

Krampfhafte Hustenanfälle nachts, nach Mitternacht, mit zähem, fadenziehendem, weißlichem Auswurf; schwieriges, mühevolles Abhusten bis zum Erbrechen; Kitzeln in der Kehle zwingt zu dauerndem Räuspern; Schnupfen bei entzündetem Rachen; Morgenhusten beim Erwachen; Keuchhusten; Zähneputzen verursacht Husten

→**Coccus cacti D 4**

Rasselnder, pfeifender Krampfhusten mit Atemnot und Übelkeit bis zum Erbrechen; reine Zunge; erschöpftes, blasses Gesicht; Nasenbluten beim Husten; Bronchien voll zähen Schleims, der sich nicht abhusten lässt; schlimmer nachts

→**Ipecacuanha D 4**

Erstickender Husten mit starkem Schleimrasseln; zäher, weißlicher Schleim kann nur mit großer Mühe abgehustet werden; schmerzhaftes Brechwürgen; kalter Schweiß; extrem schwach und müde, blass; dick weiß belegte Zunge; Husten schlimmer im Liegen; besser im Sitzen; bewährt bei Kindern und Älteren

→**Antimonium tartaricum D 6**

Siehe auch folgende Seite

Cave: Grenzen der Selbstmedikation beachten!

Dosierung und Einnahmehinweise siehe Seite 19, Erläuterungen zum Indikationsteil

Husten

Fortsetzung

Nächtlicher, krampfhafter Kitzelhusten, der sich im Liegen verschlimmert und durch Aufsitzen bessert; trockener Hals, wie zusammengeschnürt; angstvolle Beklemmung in der Brust mit zittriger, nervöser Schwäche

→ **Hyoscyamus D 6**

Kurz aufeinander folgende, heftige, schmerzhafte, erstickende Hustenanfälle; kann kaum atmen; krampfartig bis zum Brechwürgen; roter Kopf; oft mit Nasenbluten; Keuchhusten; Kitzelhusten mit rauer, trockener Kehle, gelblichem Auswurf; Stiche in der Brust beim Husten; schlimmer um Mitternacht, beim Sprechen, im warmen Zimmer; besser im Freien, tagsüber

→ **Drosera D 6**

Kruppartiger, erstickender Husten mit heiserer, rauer Stimme; Engegefühl im Hals; keuchende, giemende Atmung; brennender Brustschmerz, kann kaum sprechen; Räusperhusten; schlimmer nachts; besser durch Liegen mit erhöhtem Kopf, warmes Essen und Trinken

→ **Spongia D 6**
   folgt oft nach Aconitum bei Pseudokrupp-Anfall

Cave: Grenzen der Selbstmedikation beachten!

Dosierung und Einnahmehinweise siehe Seite 19,
Erläuterungen zum Indikationsteil

10. Verdauungstrakt

Bauchschmerzen/Koliken

Qualvolle, schneidende und krampfartige Schmerzen im Abdomen zwingen zum Zusammenkrümmen; Koliken nach Ärger; unruhig; ärgerlich; besser durch festen Druck, Sich-Krümmen, Wärme; schlechter durch Ärger und Entrüstung

→ **Colocynthis D 6** D4 3x5

Beginn und Ende plötzlich; heftige, sich wiederholende Koliken mit kneifendem, krallendem Schmerz, wie gequetscht; Abdomen aufgetrieben und berührungsempfindlich; Übelkeit und Erbrechen; besser durch Rückwärtsbeugen und Ausstrecken; schlechter bei Berührung und Erschütterung

→ **Belladonna D 30**

Blähungskoliken mit krampfartigen Bauchschmerzen; oft Folge von viel schwerem Essen, Trinkexzessen, Tabak, Kaffee, Medikamentenabusus, Zorn oder Ärger; Obstipation mit vergeblichem Stuhldrang; Übelkeit; sitzende Lebensweise, Stress; Ehrgeiz; sehr reizbar; schlechter morgens und nach dem Essen

→ **Nux vomica D 12**

Blähungskoliken, muss sich zusammenkrümmen; Völlegefühl, muss Kleidung lockern, umhergehen und viel Winde ablassen; Aufstoßen bessert nicht; besser durch Wärme, sanften Druck, Reiben, Vornüberbeugen

→ **Magnesium phosphoricum D 6**

Siehe auch folgende Seite

Dosierung und Einnahmehinweise siehe Seite 19,
Erläuterungen zum Indikationsteil

Bauchschmerzen/Koliken

Fortsetzung

Stechende, brennende Bauchschmerzen; Nahrung liegt wie ein Stein im Magen; die geringste Bewegung verschlimmert; Besserung durch Ruhe; will nicht sprechen, sondern in Ruhe gelassen werden; sehr schnell wütend und oft tagelang verstopft

→ **Bryonia D 6**

Bauch nach kleinsten Mahlzeiten gebläht und voll; viel Appetit; Verlangen nach Süßem; brennendes, saures Aufstoßen; Schmerzen schießen quer durch den Unterbauch von rechts nach links; Folge von Erwartungsspannung, Aufregung und Ärger; oft intellektuell, hypochondrisch, innerlich unsicher

→ **Lycopodium D 6**

Dosierung und Einnahmehinweise siehe Seite 19,
Erläuterungen zum Indikationsteil

Blähungen/Völlegefühl

Unterbauch stark aufgetrieben; Blähungskoliken; Aufstoßen; Schwere und Schläfrigkeit; langsame Verdauung; selbst einfache Nahrung bereitet Beschwerden; Abneigung gegen fette Speisen; schwach; träge, dick; kalte Extremitäten; bläuliche Hautfarbe

→ Carbo vegetabilis D 6

Völlegefühl, auch nach kleinen Mengen von Essen; unvollständiges Aufstoßen mit Sodbrennen; vor allem nach Mehlspeisen, Bohnen, Kohl ist der Bauch gebläht und voll; oft Leberkranke; Enges am Bauch ist unerträglich

→ Lycopodium D 6

Mehrere Stunden nach dem Essen ist der Oberbauch gebläht und sehr druckempfindlich; saures, bitteres Aufstoßen; Druck wie ein Stein im Magen; vergeblicher Stuhldrang; liebt fette Speisen und verträgt sie; Folge von zu viel Essen, Stress

→ Nux vomica D12

Schmerzhafte Auftreibung des Bauches, „zum Platzen"; lautes Aufstoßen; Verlangen nach Süßem, aber unverträglich; Durchfall; nervös, impulsiv, ängstlich

→ Argentum nitricum D 12

Siehe auch folgende Seite

Dosierung und Einnahmehinweise siehe Seite 19,
Erläuterungen zum Indikationsteil

Blähungen/Völlegefühl

Fortsetzung

Bauch stark aufgetrieben; „aufsteigendes Gefühl" als sei die Peristaltik umgedreht; stinkende Winde und Stühle; Aufstoßen riecht nach Knoblauch; hysterisch, hypochondrisch

→ **Asa foetida D 6**

Starke Blähungen und Völlegefühl nach dem kleinsten Bissen; Essen und lautes Aufstoßen bessern nicht; saures, bitteres Aufschwulken (Reflux) beim Aufstoßen; schwächende, unverdaute Stühle nach dem Essen und nachts; große Schwäche mit nervöser Überreiztheit; Blutarmut

→ **China D 6**

Dosierung und Einnahmehinweise siehe Seite 19,
Erläuterungen zum Indikationsteil

Durchfall

Magenbeschwerden und Durchfall im Sommer, nach Eis, Kuchen, fetten Speisen oder kalten Getränken; durstlos, mit Trockenheit des Mundes; Zunge dick belegt; „Kollern" im Bauch, besser durch Wärme; wässrige, schleimige Stühle, die sich ständig verändern; Durchfall wechselt mit Verstopfung

→Pulsatilla D 6

Heftige Durchfälle, ausgelöst durch kalte Getränke oder Nahrungsmittelvergiftungen vor allem durch Fleisch; heftige Durchfälle; Sommerdiarrhoe mit wässrigen, übelriechenden Stühlen, heftigem Erbrechen und Übelkeit; brennende Magenschmerzen, besser durch warme Leibwickel; Erbrechen und Stuhlgang nach geringster Nahrungsaufnahme; großer Durst; zittrige Schwäche nach Stuhlentleerung

→Arsenicum album D 12

Darminfekte mit Durchfall und Übelkeit; Folge von verdorbener Nahrung; wirkt entgiftend; kann bei Tropenreisen auch prophylaktisch eingenommen werden

→Okoubaka D 3

Fieberhafte Darminfekte mit Durchfall, Müdigkeit, Magenkrämpfen und Erbrechen; Sommerdurchfälle bei Kindern

→Ferrum phosphoricum D 6

Siehe auch folgende Seite

Dosierung und Einnahmehinweise siehe Seite 19,
Erläuterungen zum Indikationsteil

Durchfall

Fortsetzung

Explosionsartige Durchfälle bei heißem Wetter oder nach Genuss von Obst, Gemüse; krampfartige Leibschmerzen mit Blähungen, besser durch Wärme und Zusammenkrümmen; häufiges Brechwürgen; gussartige, wässrige, unverdaute Stühle, frühmorgens oder sofort nach dem Essen oder Trinken; anschließende Schwäche

→ **Podophyllum D 6**

Schmerzhafter, reichlicher, wässriger, schwallartiger Durchfall, „wie Reiswasser", gefolgt von großer Schwäche; oft bei heißem Wetter; Brechdurchfall mit Kollapsneigung; heftige, krampfartige Leibschmerzen; Körper eiskalt; kalter Schweiß auf der Stirn; trockener Mund; viel Durst

→ **Veratrum album D 4**

Abwechselnd Durchfall und Verstopfung mit Magenkrämpfen nach Missbrauch von Abführmitteln, nach Alkohol oder „Durcheinanderessen"; häufige, kleine Entleerungen; angezeigt bei nervösen, überarbeiteten „Manager-Typen"

→ **Nux vomica D 12**

Schmerzloser Durchfall, treibt morgens aus dem Bett; Stuhl schleimig, grün; wunder, roter, brennender After

→ **Sulfur D 6**

Dosierung und Einnahmehinweise siehe Seite 19,
Erläuterungen zum Indikationsteil

Durchfall

vor oder nach Aufregungen

Nervöse Erwartungshaltung „schlägt auf den Magen"; Durchfälle vor Prüfungen oder anderen bevorstehenden Ereignissen; Diarrhoe sofort nach dem Essen oder Trinken; grüne, wässrige, schleimige Stühle, mit geräuschvollem Abgang

→ **Argentum nitricum D 12**

Aufregungen wie Schreck, schlechte Nachrichten oder Prüfungen verursachen Durchfall; nach Stuhlgang erschöpft und zittrig

→ **Gelsemium D 30**

Durchfälle infolge von Ärger und Zorn; stinkende, schleimige, weißliche oder grüne Stühle „wie gehackter Spinat"; Kolik mit schneidendem, brennendem Schmerz, zwingt zum Zusammen-krümmen; oft reizbare, ärgerliche Menschen; zahnende Kinder

→ **Chamomilla D 6**

Dosierung und Einnahmehinweise siehe Seite 19,
Erläuterungen zum Indikationsteil

Hämorrhoiden

Lokale Blutstauung infolge von Venenerschlaffung im Rektum; heftiger, stechender Schmerz, „wie Splitter im After", begleitet von dumpfen Rückenschmerzen; Hämorrhoiden dunkelrot, selten blutend; After trocken und juckend

→ **Aesculus D 6**

Schmerzhaft, juckend, empfindlich; traubenartig vorgetrieben, mit Blutungen und Schleimabgang; Schweregefühl im Rektum; heftiger, brennender Schmerz, besser durch kalte Umschläge; Hämorrhoiden nach Darmentzündungen, Verstopfung

→ **Aloe D 6**

Stechend, blutend, brennend; Neigung zu Verstopfung bei sitzender Lebensweise; Darmspasmen nach Alkohol, Kaffee, Tabak; gehetztes, reizbares Wesen

→ **Nux vomica D 6**

Hämorrhoiden mit reichlichen, gleichmäßig fließenden, dunklen Blutungen; Wundheit am After; schlimmer durch feuchtwarmes Wetter

→ **Hamamelis D 6**

Brennend und juckend mit Druck im Rektum; Verstopfung und Durchfall im Wechsel; After wund und rot; schlimmer durch Waschen und durch Wärme

→ **Sulfur D 6**

Dosierung und Einnahmehinweise siehe Seite 19,
Erläuterungen zum Indikationsteil

Übelkeit/Erbrechen

Übelkeit und Erbrechen mit viel Würgen; oft nach Ess- und Trink-
exzess, viel Nikotin, Alkohol, Medikamentenabusus, verdorbener
Nahrung; Magen-Darm-Infekte; viel saures, bitteres Aufstoßen;
Zunge belegt; schlechter morgens und nach dem Essen; berufliche
Überlastung, Ehrgeiz; Reizbarkeit

→Nux vomica D 12

Brechdurchfall mit Kälte- und Schwächegefühl; Lebensmittelvergiftung durch Fleisch oder Fisch; starker Durst; brennender
Schmerz; sehr schwach durch heftiges Erbrechen; unruhig; ängstlich; Trinken (kalte Getränke), Essen verschlechtert

→Arsenicum album D 30

Andauernde Übelkeit, Erbrechen bessert nicht; oft nach schwerem,
fettem Essen; Appetitlosigkeit mit Gefühl als hinge der Magen
schlaff herab; viel Speichelfluss; wenig Durst; schwach und elend;
hellrotes Bluterbrechen

→Ipecacuanha D 6

Verträgt schwere, fette Speisen nicht; wenig Durst; warme Speisen
und Getränke werden erbrochen; Gefühl als läge ein Stein im
Magen; Erbrechen von lange vorher gegessenen Speisen; Symptome wechseln rasch; Patient friert, ist sanft, nachgiebig

→Pulsatilla D 6

Siehe auch folgende Seite

Cave: Grenzen der Selbstmedikation beachten!

Dosierung und Einnahmehinweise siehe Seite 19,
Erläuterungen zum Indikationsteil

Übelkeit/Erbrechen

Fortsetzung

Speisen und Getränke werden erbrochen, sobald sie sich im Magen erwärmt haben; viel Durst auf kaltes Wasser; brennende Magenschmerzen; saures Aufstoßen; Bluterbrechen bei Ulcus; schnell erschöpfter, zarter Mensch, oft sprühend und unterhaltsam

→Phosphor D 12

„Der mürrische Vielfraß"; Zunge auffallend weiß belegt; verdorbener Magen nach zu vielem Essen; andauerndes Aufstoßen; Völlegefühl nach dem Essen; Milchunverträglichkeit bei Säuglingen

→Antimonium crudum D 6

Milchunverträglichkeit bei Säuglingen und Kindern; hungrig nach dem Erbrechen; grünlicher Durchfall

→Aethusa D 6 (s. S. 165)

Akute Magen-Darm-Störungen nach verdorbener Nahrung; vorbeugend bei Tropenreisen

→Okoubaka D 3

Reiseübelkeit, v. a. Seekrankheit mit Schwindel; andauernde Übelkeit mit Erbrechen nach Tabakmissbrauch; Gefühl von Erschlaffung des Magens

→Tabacum D 30

Reiseübelkeit, Seekrankheit mit Schwindel; Magenkrämpfe; großes Leeregefühl im Magen

→Cocculus D 6

Cave: Grenzen der Selbstmedikation beachten!

Dosierung und Einnahmehinweise siehe Seite 19,
Erläuterungen zum Indikationsteil

Verstopfung

Verstopfung in Folge von Ärger und Verdruss; Trockenheit der Schleimhäute; großer Durst; harte, trockene, große Stühle, „wie verbrannt"; geblähter Leib; plötzlicher, heftiger, stechender Schmerz im Darm, zwingt zum Zusammenkrümmen; besser durch reichliche, breiige Entleerung

→ **Bryonia D 6**

Völlige Untätigkeit des Rektums bei blassen, mageren Menschen; tagelang kein Stuhlgang; trockene, harte, kugelige, schleimhaltige Stühle werden durch starkes Pressen unvollständig entleert; auch weicher Stuhl wird schwer entleert; Schmerz im After „als wäre er zu eng"; Jucken und Brennen am Anus, blutet leicht; bei chronischer Verstopfung von Kindern und älteren Menschen

→ **Alumina D 12**

Lebhafte, nervöse, reizbare Menschen mit Verlangen nach Kaffee, Alkohol oder Tabak; auch angezeigt nach Abführmittelmissbrauch, nach zu vielem Essen und Trinken oder auf Reisen; Magenschmerzen 1–2 Stunden nach dem Essen; häufiger, starker, aber vergeblicher Stuhldrang; Zusammenschnürungsgefühl im Mastdarm; Stühle kleinkugelig, dunkel und hart „wie Ziegenkot"; schwierige, ungenügende Entleerung

→ **Nux vomica D 12**

Siehe auch folgende Seite

Dosierung und Einnahmehinweise siehe Seite 19,
Erläuterungen zum Indikationsteil

Verstopfung

Fortsetzung

Hagere Menschen, mit starkem Verlangen nach Süßem; Kleiderdruck um Bauch ist unerträglich; Verstopfung oft in Verbindung mit Leberleiden; große Flatulenz; häufig vergeblicher Stuhldrang, „Anus wie zusammengeschnürt"; heftiger, krampfartiger Schmerz mit anschließender Entleerung von hartem Stuhl und dem Gefühl „es bliebe noch viel zurück"

→ **Lycopodium D 6**

Erschwerte Stuhlentleerung mit Rektumschwäche; nach anstrengendem Pressen gleitet der schon hervorgetriebene Stuhl wieder zurück; Stühle hart und trocken; After wund, mit krampfhaftem Schmerz „wie zusammengeschnürt"; schmerzhafte Fissuren und Hämorrhoiden; angezeigt bei abgemagerten, frostigen Menschen, mit mangelndem Selbstwertgefühl; oft mit nächtlichem Kopfschweiß; Bindegewebsschwäche

→ **Silicea D 6**

Verstopfung und Durchfall im Wechsel; erfolgloser Drang; Stuhl wird aus Angst vor Schmerz zurückgehalten; brennendes Hitzegefühl im Darm; Jucken und Wundsein am After; Körperöffnungen auffallend gerötet; Hämorrhoiden; Analfissuren; Stühle hart, trocken, dunkel, „wie verbrannt"; nach Stuhlgang Gefühl „als sei noch nicht alles ausgeschieden"; schmerzloser Morgendurchfall treibt aus dem Bett

→ **Sulfur D 12**

Dosierung und Einnahmehinweise siehe Seite 19,
Erläuterungen zum Indikationsteil

Verstopfung

Bei chronischer Verstopfung oder während eines Aufenthaltes an der See; harte, trockene, bröckelige Stühle; schwierige Entleerung; krampfhaftes Zusammenschnürungsgefühl im Rektum; schmerzhafte, brennende Afterrisse, wund und blutend; Befinden besser nach Stuhlabgang; Abmagerung; durstig; Verlangen nach Salzigem; Beschwerden durch Kummer; leicht zu kränkende, blasse, depressive Menschen

→ **Natrium chloratum D 12**

Neigung zu Hautleiden und Verstopfung mit großem Hunger; Darm wie gelähmt; tagelang kein Stuhldrang, dann kneifende, kolikartige Darmschmerzen; aufgetriebener Bauch; Blähungen; große, massige, stinkende, mit Schleim überzogene Stühle, werden mit Mühe entleert; stechender Schmerz beim Abgang; juckender, brennender Anus; schmerzhafte Fissuren

→ **Graphites D 6**

Hartnäckige, lang anhaltende Verstopfung mit völliger Muskellähmung; tagelang kein Stuhldrang; Leib voller Gase; Stühle hart, dunkel, kugelig; unvollständige Entleerung mit heftigem Schmerz im Rektum; auch unwillkürlicher Abgang des Stuhls, v. a. nach Schreck; Obstipation in Folge von Operation und Entbindung; häufig mit Appetitmangel und Benommenheit tagsüber, nachts dagegen schlaflos

→ **Opium D 12**

Dosierung und Einnahmehinweise siehe Seite 19,
Erläuterungen zum Indikationsteil

11. Harnorgane

Blasenbeschwerden nach Operation, Entbindung

Nach Nierensteinoperationen und Entbindungen; Zystitis im Wochenbett; Blasenreizung bei jungen Frauen; häufiger Harndrang; erschwerte, schmerzhafte Entleerung in dünnem Strahl oder tröpfchenweise; Brennen in der Harnröhre beim Wasserlassen; Gefühl als sei die Blase nie leer; vergeblicher Drang bis zur Harnverhaltung; schlechter im Liegen; Beschwerden auch infolge von Ärger und Demütigungen; nach Vergewaltigung

→ **Staphisagria D 6**

Blasenbeschwerden nach operativen Eingriffen oder Katheterisierung; Harnträufeln nach Prostataoperationen; Folgen von mechanischen Verletzungen und Quetschungen; Harnverhaltung nach Überanstrengung

→ **Arnica D 4**

Blasenleiden nach Operationen an Blase und Harnleiter; brennende Schmerzen beim Wasserlassen; trüber Urin; Zystitis in der Schwangerschaft und bei alten Menschen; auch bei Prostatavergrößerungen

→ **Populus tremuloides D 2**

Dosierung und Einnahmehinweise siehe Seite 19,
Erläuterungen zum Indikationsteil

Blasenentzündung

Plötzliche Beschwerden nach kaltem Wind; meist mit Fieber ohne Schweiß; Nierenschmerzen; brennende Schmerzen in Blase und Harnröhre mit ständigem Harndrang; roter Urin, spärlich; schlimmer nachts mit Angst und Unruhe; Harnverhaltung durch Schreck oder aus Angst vor Beschwerden

→ Aconitum D 30

Folgen von Durchnässung und kalten Füßen, Sitzen auf kaltem Stein; häufiger Harndrang mit krampfartigen Blasenbeschwerden; Brennen während und nach dem Wasserlassen; allgemeine Erkältungsneigung; fröstelnd; durstlos; wechselnde, weinerliche Stimmung, sanft oder reizbar

→ Pulsatilla D 6

Reizblase infolge von feuchtkaltem Wetter, Baden oder Durchnässung, wenn auf heiße Tage kalte Nächte folgen; rezidivierende Blasenkatarrhe; häufiges, schmerzhaftes Urinieren; Harn trüb, schleimig; besser durch Wärme; Harnverhaltung nach Waten im Wasser

→ Dulcamara D 6

Fiebrige Hitze mit Schweiß infolge von Abkühlung, Erkältung; roter Kopf mit kalten Extremitäten; intensive, plötzliche Blasenkrämpfe; Brennen in der Harnröhre; berührungsempfindlich in der Blasengegend; Verlangen nach Wärme, besser durch warmes Zudecken; schlimmer abends und nachts

→ Belladonna D 30

Siehe auch folgende Seite

Cave: Grenzen der Selbstmedikation beachten!

Dosierung und Einnahmehinweise siehe Seite 19,
Erläuterungen zum Indikationsteil

Blasenentzündung

Fortsetzung

Heftiger Harndrang mit unerträglichen, brennenden Schmerzen vor, während und nach dem Urinieren; spärlicher bis tropfenweiser Harnabgang, schleimig, manchmal blutig; Fieber, großer Durst; schlimmer beim Liegen auf dem Rücken und durch Kaffee

→ Cantharis D 6

Blasenentzündung nach verschleppter Erkältung oder bei Prostatahypertrophie; Empfindung als sei die Blase zu voll; Harnröhre wie verengt; Schmerzen bei der Entleerung; Stechen in der Nierengegend; ständiger Harndrang nachts

→ Sabal D 2

Brennender Schmerz in der Harnröhre zu den Oberschenkeln ausstrahlend; Schmerz in der Nierengegend; vermehrter Harndrang; häufiges Wasserlassen; Empfindung als würde nicht alles entleert; Urin reich an Sedimenten, trüb, rötlich, auch die Farbe wechselnd (hell-gelb-rot); allgemeine Schwäche

→ Berberis D 4

Reizblase infolge Stress oder Erkältung; Beschwerden durch Kaffee, Alkohol; kälteempfindlich, besonders gegen Luftzug; häufiger erfolgloser Harndrang; Urin geht nur tropfenweise ab; brennender Schmerz im Blasenhals; Wärme und Ruhe bessern

→ Nux vomica D 12

Cave: Grenzen der Selbstmedikation beachten!

Dosierung und Einnahmehinweise siehe Seite 19,
Erläuterungen zum Indikationsteil

Harninkontinenz/ Harnverhaltung

Unwillkürlicher Urinabgang beim Husten, Niesen oder infolge von Kummer oder Aufregungen; Blasenschwäche nach Geburt, Operation; auch Harnverhaltung; Blasenentzündungen; häufiger Harndrang mit Harnträufeln; Brennen in der Harnröhre

→ **Causticum D 6**

Vermehrte Harnausscheidung; unwillkürlicher Urinabgang beim Gehen, Husten; Brennen in der Harnröhre; kann in Gegenwart anderer kein Wasser lassen bzw. muss lange darauf warten; allgemeine Schwäche und Müdigkeit; Erkrankungen haben oft psychische Ursachen

→ **Natrium chloratum D 30**

Vermehrter und unwillkürlicher Harnabgang beim Husten, Lachen oder in der Schwangerschaft; Harninkontinenz nachts; oft Folge von Erkältungen

→ **Pulsatilla D 6 (s. S. 81)**

Beim Husten und Lachen tröpfelt unwillkürlich Urin; nachts ständiger Harndrang; Enuresis

→ **Sabal D 2 (s. S. 82)**

Dosierung und Einnahmehinweise siehe Seite 19, Erläuterungen zum Indikationsteil

12. Männliche Genitalien

Impotenz

Erektion lässt während des Geschlechtsverkehrs nach; häufige, schwächende Pollutionen mit lasziven Träumen; Masturbation; empfindliche Hoden; Niedergeschlagenheit; plötzliche große Schwäche

→ Acidum phosphoricum D 12

Selbst starkes sexuelles Verlangen führt nicht zur Erektion; Penis kalt, klein, schlaff; Hoden kalt; Traurigkeit mit Gedanken an den Tod; nach sexuellen Exzessen und Gonorrhoe; verminderte Lebenskraft

→ Agnus castus D 6

Impotenz bei älteren Männern oder nach sexuellen Exzessen; Verlangen groß, aber keine Erektion; Penis kalt, schlaff; Prostata vergrößert; geringes Selbstwertgefühl; mutlos; vorzeitig gealtert

→ Lycopodium D 6

Langsame, unvollständige Erektion; beim Versuch einzudringen lässt die Erektion nach; unwillkürlicher Samenabgang, v. a. im Schlaf mit wollüstigem Traum

→ Selenium D 6

Erektionen im Schlaf, impotent wenn wach und bei Erregung; Geschlechtsteile gedunsen, schwitzend; nachts Pollutionen ohne sexuelle Träume; Juckreiz; düstere Gedanken; niedergeschlagen; Nikotinabusus

→ Caladium D 12

Dosierung und Einnahmehinweise siehe Seite 19, Erläuterungen zum Indikationsteil

Prostatahypertrophie

Sehr schwierige Entleerung der Blase; Urinabgang stockt mehrmals; Harntröpfeln; Verlangen vermehrt, Potenz vermindert; unterdrücktes sexuelles Verlangen; Hoden hart und vergrößert

→ **Conium D 6**

Ständiger Harndrang nachts; Enuresis; schwieriges Urinieren; Zystitis bei Prostatahypertrophie; Absonderung von Prostatasekret; Hoden geschrumpft; reizbar; niedergeschlagen; will allein sein

→ **Sabal D 2**

Häufiges Wasserlassen nachts mit Völlegefühl und Druck im Rektum; Harnverhaltung; Schmerzen entlang der Harnröhre; Brennen am Blasenhals und Penis; oft dunkelhäutige Personen mit Blutfülle

→ **Ferrum picrinicum D 6**

Häufiges und dringendes Verlangen zu urinieren, nicht kontrollierbar; schwacher Harnstrahl; Empfindung als ob nach dem Urinieren noch einige Tropfen die Harnröhre vorliefen; Hoden verhärtet; Schmerz und Brennen nahe am Blasenhals

→ **Thuja D 12**

Ununterbrochener Harndrang; Urinieren nur tropfenweise; Urin dunkel, heiß, brennend; Völlegefühl der Blase, auch nach dem Urinieren; Empfindung als ob die Harnröhre zu eng wäre; scharfe, schneidende oder pulsierende Schmerzen am Blasenhals, „wie mit einem Strohhalm hin und hergestochert"; schlechter nachts

→ **Digitalis D 6**

Dosierung und Einnahmehinweise siehe Seite 19,
Erläuterungen zum Indikationsteil

13. Weibliche Genitalien

Dysmenorrhoe

Ungeheure wehenartige Regelschmerzen; unerträgliche, heftigste, in Oberbauch, Rücken und Oberschenkel ausstrahlende Schmerzen; Blutung dunkel, klumpig; sehr durstig; ungeduldig, streitsüchtig, reizbar, launenhaft; Ärger verschlechtert

→**Chamomilla D 6**

Druckgefühl nach unten tagelang vor der Regel, als ob diese eintreten wollte; Krämpfe vor und während der Regel; Menses verspätet, schwach, aussetzend oder die Regel ändert sich ständig in Rhythmus, Stärke und Beschwerden; unterdrückte Menses durch nasse Füße; durstlos, trockener Mund; Stimmung veränderlich, zu Tränen geneigt; obwohl verfroren starkes Verlangen nach frischer Luft

→**Pulsatilla D 12**

Krampf- und kolikartige Schmerzen; durchdringende, stechende Schmerzen, die blitzartig kommen, gehen und wieder zurückkehren; Schmerzen beginnen ein, zwei Tage vor Eintritt der Regel und werden vom zweiten Blutungstag an deutlich besser; Menses zu früh, fadenziehend, dunkel; Anschwellung der äußeren Genitalien; sehr erschöpft, nervös; besser durch Druck, Wärme, Zusammenkrümmen; schlimmer durch Kälte

→**Magnesium phosphoricum D 6**

Dosierung und Einnahmehinweise siehe Seite 19, Erläuterungen zum Indikationsteil

Dysmenorrhoe

Menses zu früh, reichlich, hellrot, übelriechend; Blut wird als heiß empfunden; Drängen nach unten, als ob alles zur Scheide heraustreten wollte; Schmerzen pulsierend, klopfend, intensiv, kommen plötzlich und gehen plötzlich, kommen in Intervallen wieder; Überempfindlichkeit aller Sinne; Kopf heiß; Extremitäten kalt; besser bei Ruhe

→ **Belladonna D 6**

Sehr heftige, kolikartige, krampfartige Schmerzen mit großer Schwäche und Eiseskälte des ganzen Körpers; erschöpfende Menses mit Übelkeit, Erbrechen und Durchfall; kollapsartige Ohnmacht mit blassem Gesicht und kaltem Stirnschweiß; Regel meist zu früh, zu stark; evtl. vor den Menses starkes sexuelles Verlangen; manische Zustände vor den Menses; besser durch Liegen, Wärme; schlimmer durch Anstrengung

→ **Veratrum album D 6**

Je stärker die Blutung, desto stärker die Schmerzen; nach unten drängender Schmerz im Unterleib; hin und herziehende, schießende Schmerzen im Rücken und in den Hüften, auch Nackenschmerzen; Menses unregelmäßig; große Empfindlichkeit gegen Kälte; besser durch warmes Einhüllen; nervös, ruhelos, niedergeschlagen; schlimmer durch jede Erregung

→ **Cimicifuga D 6**

Siehe auch folgende Seite

Dosierung und Einnahmehinweise siehe Seite 19,
Erläuterungen zum Indikationsteil

Dysmenorrhoe

Fortsetzung

Krampfartige Dysmenorrhoe mit nervöser Reizbarkeit; kolikartige
Schmerzen schon vor Beginn der Menses, ausstrahlend von Kreuz-
Steißbein-Gegend, Lendengebiet, Unterbauch, in die Oberschen-
kel; oft wässriger Durchfall während den Menses; Besserung bei
Bewegung und im Freien

→ **Viburnum D 3**

Kann wegen Schmerzen und Kraftlosigkeit kaum stehen oder sprechen; außerordentliche Schwäche während und nach der Menstruation; Auftreibung des Bauches; Folgen von Übermüdung;
schlechter durch Fahren oder eine sich bewegende Umgebung;
Widerwille gegen jede Speise, schon der Gedanke daran bereitet
Übelkeit; kann keinen Widerspruch ertragen; leicht beleidigt

→ **Cocculus D 6**

Bohrender, schneidender Schmerz in den Ovarien; anfallsweise
auftretende und periodisch wiederkehrende Schmerzen; krümmt
sich vor Schmerzen; reizbar, ungeduldig, schnell ärgerlich; Regelschmerzen besser durch Gegendruck, Zusammenkrümmen,
Wärme; schlimmer durch Ärger und Verdruss

→ **Colocynthis D 6**

Dosierung und Einnahmehinweise siehe Seite 19,
Erläuterungen zum Indikationsteil

Dysmenorrhoe

Körperliche und geistige Erschöpfung durch langanhaltenden, stillen Kummer; Regel zu früh, zu stark, dunkel, übelriechend; Krämpfe und Drängen nach unten; wechselnde Stimmung; widersprüchliche, oft hysterische, psychische Reaktionen; paradoxe Symptome auf geistiger und körperlicher Ebene; Kloßgefühl im Hals; Lageänderung, Wärme, Druck bessern; schlimmer durch Kummer, Ärger, Tabakrauch

→ **Ignatia D 12**

„Workaholic"; leicht reizbar, cholerisch; Lebensstil hektisch; fröstelig; überempfindlich gegen Licht, Gerüche, Geräusche etc.; Menses zu früh, zu stark, zu lang, dunkel, zeitweise unterbrochen (fangen dann wieder an); vor und während der Regel krampfartige Bauchschmerzen, krümmt sich zusammen; Rückenschmerzen; Schmerzen im Darm, Stuhldrang; Ohnmachtsneigung; Folge von Genuss- oder Arzneimittelabusus; Kälte verschlechtert

→ **Nux vomica D 12**

Menses zu früh, lang, stark; Abgang von dunklen Blutklumpen; Schmerzen unerträglich, bringen zur Verzweiflung; Vulva und Vagina überempfindlich, Jucken; nervlich sehr angespannt; kann schlecht abschalten; ruhelos; schlimmer nachts, durch Kaffee, freudige Überraschung, nach emotionaler Erregung

→ **Coffea D 12**

Schmerzen, die weit ausstrahlen und wandern; je schwächer die Blutung, desto stärker der Schmerz; inneres Zittern; Rheuma der kleinen Gelenke

→ **Caulophyllum D 6**

Dosierung und Einnahmehinweise siehe Seite 19,
Erläuterungen zum Indikationsteil

Prämenstruelles Syndrom

Weinerlich, traurig, labil vor der Regel; wechselhafte, veränderliche Symptome; Stimmungsschwankungen; Regel ändert sich ständig in Rhythmus, Stärke, Beschwerden; Druck nach unten tagelang vor der Regel, als ob diese eintreten wollte; Brüste gespannt, schmerzhaft; dicker, milder, milchiger Ausfluss; stets frierend; durstlos; gefühlsbetont, sanft, schüchtern; verträgt keine fette Nahrung, auch keinen warmen, geschlossenen Raum

→ **Pulsatilla D 12**

Matt, erschöpft, überarbeitet; vor der Periode schwellen die Brüste an, werden empfindlich, schmerzhaft; reichlich weißer, milchiger Ausfluss vor der Regel, Brennen und Jucken der Vulva; Menses zu früh, zu stark, zu lang; Kopfschmerz; Infektanfälligkeit, sehr kälteempfindlich; partielle Schweiße; Körpersekrete riechen sauer; fühlt sich besser bei Verstopfung; Verlangen nach Eiern, Süßigkeiten

→ **Calcium carbonicum D 12**

Reizbar, traurig, depressiv vor der Regel; gleichgültig gegen alles (Menschen, Aufgaben etc.); alle Beschwerden seelischer und körperlicher Art sind vor der Regel schlimmer; wundmachender Ausfluss; Scheide fühlt sich wund, brennend an, ist trocken; Gefühl des Abwärtsdrängens der Gebärmutter, kreuzt die Beine, um das Vordrängen der Scheide zu verhindern; übler Geruch aller Ausscheidungen

→ **Sepia D 12**

Dosierung und Einnahmehinweise siehe Seite 19,
Erläuterungen zum Indikationsteil

Prämenstruelles Syndrom

Nervös, depressiv, hastig; wechselnde Stimmung; vor und während Menses Schmerzen in der Gebärmuttergegend, von Seite zu Seite schießend; Kopf- und Nackenschmerzen; seelische Beschwerden besser mit Eintritt der Blutung; je stärker die Blutung, desto stärker die Schmerzen; schlimmer durch Erregung

→ Cimicifuga D 6

Vor Menses depressiv, reizbar; niedergedrückt, introvertiert; Kopfschmerz hämmernd, migräneartig; Schmerzen im Kreuz besser durch harten Druck; Unterleibsschmerzen, herabdrängendes Gefühl; Vagina trocken; wässriger, scharfer Weißfluss; große Schwäche; Ausbleiben der Regel nach emotionaler Belastung; Verlangen nach Salz; schlimmer in Hitze

→ Natrium chloratum D 12

Reizbar, ungeduldig, aufbrausend, sehr erregt vor der Regel; nörgelerisch; fröstelig; Rückenschmerzen; krampfartige Bauchschmerzen vor und während den Menses, die zum Zusammenkrümmen zwingen; Stuhldrang; Regel meist zu früh, zu lang, zu stark, zeitweise unterbrochen; Überempfindlichkeit aller Sinne; schlimmer morgens, durch Kälte; besser durch Ruhe

→ Nux vomica D 12

Große innere Spannung, reizbar; pulsierende Kopfschmerzen, Schwindel; Unterleibskrämpfe vor der Regel, die sich mit der Blutung bessern; überempfindlich gegen Druck und Berührung, Beengung (Kleider etc.); Verschlimmerung durch Schlaf; besser durch eintretende Sekretion

→ Lachesis D 12

Siehe auch folgende Seite

Dosierung und Einnahmehinweise siehe Seite 19,
Erläuterungen zum Indikationsteil

Prämenstruelles Syndrom

Fortsetzung

Vor der Periode schlechte Laune, melancholisch, Depressionen; machtliebend, überheblich, Mangel an Selbstvertrauen; friert stark; menschenscheu; Bauch voll und gebläht; Schmerzen schießen quer durch den Unterbauch von rechts nach links; scharfer Weißfluss; trockene Vagina; Heißhunger auf Süßes; schlimmer durch Wärme und Kleiderdruck

→ Lycopodium D 12

Schmerzhafte Anschwellung der Brüste vor der Regel; Brüste sehr schmerzhaft bei Berührung und bei der geringsten Erschütterung; muss Brüste festhalten; Halsschmerzen vor und während der Periode; wandernde Symptome; sehr vergesslich; nervös, verzagt; Wut, Aggressionen; Gefühl zu schweben

→ Lac caninum D 12

Prämenstruelle, krampfartige, kolikartige, schießende, blitzartige Schmerzen; Schwellung der äußeren Genitalien; müde, erschöpft, nervös; ruhelos durch Schmerzen; überempfindlich; unfähig klar zu denken; besser durch Wärme, Druck, Zusammenkrümmen; schlimmer durch Kälte

→ Magnesium phosphoricum D 6

Sehr reizbar; herabdrängendes Gefühl der weiblichen Geschlechtsorgane; drückt Hand gegen Scheide oder überkreuzt Beine, um das Gefühl zu vermeiden, dass die Unterleibsorgane herausfallen; Schweregefühl aller Bauchorgane; ständiger Stuhldrang; nervöse Herzstörungen mit Angstgefühlen; sexuell übererregt; Menses fließt nur beim Gehen

→ Lilium tigrinum D 6

Dosierung und Einnahmehinweise siehe Seite 19,
Erläuterungen zum Indikationsteil

Wechseljahre

Venöse Stauung im ganzen Organismus; erschlaffte Beckenorgane mit Senkungsbeschwerden; unwillkürlicher Harnabgang; aufsteigende Hitzewallungen mit großer Schwäche und Schweißausbrüchen; Schwindel; Atembeklemmung; Ohnmacht; Kopfschmerzen, schlimmer abends, besser durch körperliche Bewegung; linksseitige Migräne; unregelmäßige Blutungen; juckender Ausfluss; viel Frösteln; Hände und Füße abwechselnd heiß und kalt; gelb-braune Flecken im Gesicht, auf Brust und Bauch; Oberlippenbart; Erschöpfungszustände; gleichgültig gegenüber Pflichten und Familie; wechselnde Gemütssymptome; reizbar, leicht gekränkt, kritisch, sensibel; depressive Verstimmung

→ Sepia D 12

Unregelmäßige Menstruation; sich quer über den Bauch ausbreitende Schmerzen in den Ovarien, besonders links; krampfartiger Uterusschmerz; steifer, schmerzhafter Nacken, besser durch Wärme; Kopfschmerz vom Hinterkopf über die Stirn zu den Augen ziehend; linksseitige Migräne; wandernde, rheumatische Beschwerden; ruhelose Extremitäten; Schwäche, Zittern und Zucken der Muskeln; fortwährender Wechsel zwischen psychischen und physischen Symptomen; Herzstiche; Schlaflosigkeit; Neigung zu Depressionen, Angstzuständen; nervös und unruhig

→ Cimicifuga D 12

Siehe auch folgende Seite

Dosierung und Einnahmehinweise siehe Seite 19,
Erläuterungen zum Indikationsteil

Wechseljahre

Fortsetzung

Hitzewallungen mit rotem, gedunsenem Gesicht; Druck und Brennen auf dem Scheitel; plötzliches Versagen der Kräfte mit blassem Gesicht; Schweißausbruch; zittrige Schwäche bei Sonnenhitze; Schwindel; Kreislaufkollaps; Atemnot; Herzklopfen; Bluthochdruck; Kopfschmerz; schlimmer durch Sonne, Wärme und nach Schlaf; besser durch Ausscheidungen (Menses, Urin, etc.); Enges um den Hals ist unerträglich; Organanschwellungen, Zysten, Myome, Ovarienschmerz links; Schlafstörungen; emotionale Erregung wechselt mit Depression; ventilartiger Rededrang; nervös und eifersüchtig

→ **Lachesis D 12**

Klimakterische Wallungen zu Kopf und Brust; starke Röte des Gesichts; Atembeklemmung; Angst; Schwindel; Kopfschmerz vom Hinterkopf zum rechten Auge; Brennen in den Augen; rechtsseitige Migräne mit Übelkeit und erleichterndem Erbrechen, schlimmer bei heißem Sommerwetter; rheumatische Schmerzen der rechten Schulter, vor allem nachts; Brust empfindlich und schmerzhaft; heiße, brennende Handflächen und Fußsohlen; energisches, reizbares, ungeduldiges Gemüt

→ **Sanguinaria D 6**

Dosierung und Einnahmehinweise siehe Seite 19,
Erläuterungen zum Indikationsteil

Wechseljahre

Hitze und Brennen auf dem Scheitel; Blutandrang zum Kopf mit
Ohnmachtsanfällen oder vorübergehender Schwäche; rotes
Gesicht, rote Lippen, Körperöffnungen auffallend gerötet;
Beklemmungen; Atembeschwerden; Hautausschläge aller Art;
Hautjucken; kalte Füße, werden im Bett heiß und müssen heraus-
gestreckt werden; Nachtschweiße; „Katzenschlaf", erwacht beim
geringsten Geräusch; Morgendurchfall; wundmachender Ausfluss;
Hämorrhoiden; Krampfadern; schlaffe Körperhaltung; starkes
Verlangen nach Süßem; vormittags um 11.00 Uhr flaues Gefühl im
Magen; reizbares, mürrisches Gemüt; melancholisch

→ **Sulfur D 12**

Starke Blutungen; Hitzewallungen mit erschöpfenden Schweißen;
Schwäche; kraftlos mit innerer Unruhe und innerlichem Zittern
(äußerlich nicht sichtbar); nervöse Hast, alles muss in Eile getan
werden; Hitze wechselt mit Frieren; trockene, schuppige Haut;
bekommt schnell blaue Flecken; Hautjucken; Gelenkrheuma der
Hände und Füße; Krampfadern; Hämorrhoiden; scharfer, brennender Ausfluss

→ **Acidum sulfuricum D 12**

Dosierung und Einnahmehinweise siehe Seite 19,
Erläuterungen zum Indikationsteil

14. Bewegungsapparat

Hexenschuss

Beschwerden infolge feuchter Kälte, Durchnässung, Überanstrengung, Verrenkung; sehr ruhelos, muss sich ständig bewegen; kann in keiner Lage Ruhe halten; Steifigkeit und Schmerzen im Kreuz; Gefühl wie verrenkt, verzerrt; kälteempfindlich; unfähig, sich zu entspannen; Lahmheit, Steifigkeit, Schmerzen zu Beginn der Bewegung (z. B. morgens beim Aufstehen); andauernde Bewegung und Wärme bessern; Verschlimmerung nachts, durch Ruhe und Kälte; traurig, neigt zum Weinen; verwirrt, benommen

→ Rhus toxicodendron D 30

Heftige, stechende, reißende Schmerzen; geringste Bewegung verschlimmert; Folge von Abkühlung, Kälte; Beschwerden nach Ärger, Kränkung; reizbar, mürrisch, ärgerlich, will in Ruhe gelassen werden; sehr durstig auf große Mengen kalten Wassers, trinkt in längeren Pausen; trockene Schleimhäute des ganzen Organismus; Beschwerden entwickeln sich langsam; absolute Ruhe, Liegen auf schmerzhafter Seite und Druck bessern; Bewegung, Wärme verschlimmern

→ Bryonia D 3

Zerschlagenheit im Rücken und in der Nierengegend; Schmerzen krampfig, reißend; kann sich im Liegen nicht wenden, muss sich erst halb aufrichten beim Umdrehen; Folge von Kälte und Luftzug; frostige, nervöse, heftige Menschen; „Workaholic", Lebensweise meist sitzend, stressig, ungesund; Nervensystem überreizt, kann nicht abschalten, erwacht häufig nachts gegen 3 Uhr; besser durch Wärme und abends; morgens, nach dem Essen und bei Bewegung schlimmer

→ Nux vomica D 12

Dosierung und Einnahmehinweise siehe Seite 19,
Erläuterungen zum Indikationsteil

Ischialgie

Heftige, reißende, blitzartig einschießende, auch krampfartige Schmerzen; heftiger Schmerz im Hüftgelenk wie in einen Schraubstock gespannt; Schmerz im Oberschenkel als wäre das Bein zu kurz; Taubheitsgefühl kann auftreten; besser durch Liegen auf der schmerzhaften Seite, Zusammenkrümmen, Wärme, festen Druck; Beschwerden infolge von Ärger und Empörung; ungeduldig, schnell ärgerlich; Abneigung zu reden oder zu antworten

→ **Colocynthis D 6**

Ischiasbeschwerden, die nach Durchnässung, Überanstrengung, Überheben oder Erkältung auftreten; steife und schmerzhafte Muskeln infolge feuchter Kälte, Verrenkung; Gefühl wie verzerrt; Lahmheit, Steifigkeit; sehr müde und abgespannt; extrem ruhelos, ängstlich; nervöse Unruhe; ständiger Wechsel der Position; andauernde Bewegung (anfangs schmerzhaft) und Wärme bessern; schlimmer nachts, durch Ruhe und feuchtes, kaltes Wetter

→ **Rhus toxicodendron D 12**

Stechende, reißende, schießende Schmerzen, Steifheit im Kreuz; starke Gelenkschmerzen; Folge von Ärger, Abkühlung; großer Durst auf Kaltes; alle Schleimhäute sind trocken; die geringste Bewegung, Erschütterung tut weh bzw. verschlimmert die Symptome, Wärme verschlechtert ebenfalls; will in Ruhe gelassen werden, erträgt keinen Widerspruch, ist reizbar, mürrisch; Druck, Liegen auf der schmerzhaften Seite und Ruhe bessern

→ **Bryonia D 6**

Siehe auch folgende Seite

Dosierung und Einnahmehinweise siehe Seite 19,
Erläuterungen zum Indikationsteil

Ischialgie

Fortsetzung

Ischiasbeschwerden mit Schmerzen längs des Nerves bis zum Fuß; Gefühl von Taubheit und Pelzigkeit; Taubheit wechselnd mit Schmerzen; Fuß- oder Wadenkrämpfe; besser wenn man sitzt

→ **Gnaphalium D 3**

Sehr kälteempfindlich; durchdringende, schießende, krampfartige Schmerzen; blitzartig kommende und vergehende Schmerzen; die Schmerzen wechseln rasch die Stellen, wandern vom Kreuz über den Oberschenkel bis zur Wade; Muskelkrämpfe; Neuralgien; Kälte löst Schmerz aus und verschlimmert ihn; Wärme, vor allem als Umschlag, bessert; nervlich leicht erregbar, matt, erschöpft

→ **Magnesium phosphoricum D 6**

Folge von Kälte und Luftzug; krampfartige, reißende Schmerzen; nächtliche Schmerzen in der Kreuzgegend; muskuläre Verkrampfungen; muss sich im Bett halb aufsetzen, um sich umdrehen zu können; überreiztes Nervensystem; fröstelig, nörglerisch; Lebensweise gehetzt, meist sitzend; heftige Wutreaktionen; Geräusche, Licht, Musik, Gerüche werden überempfindlich wahrgenommen; Bewegungsmangel; Genuss- oder Arzneimittelmissbrauch; schläft schlecht; schlimmer morgens; besser durch Wärme

→ **Nux vomica D 12**

Dosierung und Einnahmehinweise siehe Seite 19, Erläuterungen zum Indikationsteil

Muskelkater

Nach körperlicher Überanstrengung; Überempfindlichkeit am ganzen Körper; alle Knochen und Muskeln tun weh; Gefühl am ganzen Körper wie zerschlagen; große Schwäche und Schlappheit; besser durch Liegen (Bett wird jedoch als zu hart empfunden); schlimmer durch Berührung und Bewegung

→ Arnica D 12

Schmerzen reißend und ziehend; alles schmerzt; der gesamte Bewegungsapparat kann steif und unbeweglich sein; Schwäche am ganzen Körper, wie gelähmt; starkes Bewegungsbedürfnis; große Ruhelosigkeit; heftiger Anfangsschmerz zu Beginn der Bewegung, Schmerzen bessern sich nach fortgesetzter Bewegung; besser in Wärme; schlechter nachts; Zustand verschlechtert sich vor allem in Ruhe; sehr empfindlich gegen kalte Luft

→ Rhus toxicodendron D 6

Dosierung und Einnahmehinweise siehe Seite 19,
Erläuterungen zum Indikationsteil

Muskelkrämpfe

Heftige, krampfartige Schmerzen; stechende, durchdringende, schneidende, bohrende Schmerzen, die blitzartig kommen und gehen; Krämpfe durch Überanstrengung: z. B. Krämpfe bei Musikern, Schreibkrämpfe; besser durch Wärme und Druck; schlechter durch Kälte und Bewegung

→ **Magnesium phosphoricum D 6**

Zucken der Glieder; Neigung zu Konvulsionen; Spasmen und Krämpfe in allen Bereichen: Verkrampfung der Atmung, des Magens oder des Darmes…; Fieberkrampf; Muskelkrämpfe, besonders in den Waden; Krämpfe mit Schreien; Daumen gegen die Handfläche gezogen; ängstlich; ernst; gedrücktes Gemüt; ruhelos; besser durch Schwitzen und Trinken kalten Wassers; schlechter durch Berührung, kalten Wind, Unterdrückungen (Hautausschlag, Exanthem, Absonderungen,…) und nachts

→ **Cuprum D 12**

Dosierung und Einnahmehinweise siehe Seite 19,
Erläuterungen zum Indikationsteil

Nackenschmerzen

Dumpfer Nackenschmerz, erstreckt sich zu Kopf und Augen; zittrige Schwäche; oft in Verbindung mit grippalen Infekten; schlimmer durch seelische Erregung, feuchtwarmes Wetter, Sommerhitze, Bewegung

→ **Gelsemium D 12**

Krampfhafter Schmerz im Nacken, beim Bewegen des Kopfes; steifer Hals; Wirbelsäule sehr berührungsempfindlich; starke Muskelverspannungen, oft in Verbindung mit depressiver Verstimmung; besser durch Wärme; schlimmer durch Kälte, nasskaltes Wetter und Aufregungen

→ **Cimicifuga D 6**

Steifer Nacken bei nasskalter Witterung, wenn auf heiße Tage kühle Nächte folgen, nach Durchnässung oder im Anschluss an eine Erkältung; Rückenschmerzen mit Kältegefühl; besser durch Wärme

→ **Dulcamara D 6**

Schmerz zwischen den Schultern mit Steifheit im Nacken und Rücken; müde und abgespannt, aber dennoch unruhig; Folgen von Verrenkung, Schwitzen, Kälte und Nässe; besser durch fortgesetzte Bewegung, Wärme und Massage

→ **Rhus toxicodendron D 6**

Nackenschmerzen, zum Kopf hochziehend; Steifigkeit des Halses und zwischen den Schultern, kann den Kopf kaum bewegen; oft Folge von Kälte und Zugluft; besser bei feuchtem Wetter

→ **Causticum D 6**

Dosierung und Einnahmehinweise siehe Seite 19,
Erläuterungen zum Indikationsteil

Rheumatismus/ Gelenkschmerzen

Schmerzhafte Steifigkeit in Nacken, Rücken oder Knien; Gelenke rot, heiß, geschwollen; stechende, reißende Schmerzen; schlechter durch leichteste Bewegung, Wärme, morgens; besser durch Druck und Ruhe; will allein sein; mürrisch, reizbar, sicherheitsorientiert; viel Durst auf kaltes Wasser

→ **Bryonia D 6**

Reißende Schmerzen in Sehnen, Bändern, Gelenken; Steifigkeit, Lähmung; Gelenke können heiß, geschwollen sein; Schmerz zu Bewegungsbeginn, anhaltende Bewegung bessert; extreme Ruhelosigkeit mit ständigem Positionswechsel; Ruhe, Durchnässung, Schlaf verschlechtern; warmes, trockenes Wetter, Reiben, Strecken verbessern

→ **Rhus toxicodendron D 6**

Ziehende, stechende, spannende Schmerzen, die rasch den Ort wechseln; schlechter bei Herunter-Hängen-Lassen des schmerzhaften Gelenks; besser durch kalte Auflagen, im Freien; sensibel, anhänglich, trostbedürftig; wenig Durst; fette Nahrung ist sehr schlecht verträglich

→ **Pulsatilla D 6**

Gelenke geschwollen, heiß, gerötet; Schmerzen stechend und brennend; große Ruhelosigkeit und Nervosität; schlechter durch Hitze und Berührung; besser durch kalte Anwendungen, im Freien

→ **Apis D 6**

Dosierung und Einnahmehinweise siehe Seite 19, Erläuterungen zum Indikationsteil

Rheumatismus/ Gelenkschmerzen

Gelenk rot, heiß, geschwollen; reißende Schmerzen; extreme Schwäche und Kraftlosigkeit der betroffenen Teile; rheumatische Beschwerden wechseln den Ort; schlechter durch Bewegung, Schlafmangel, tagsüber, Regen, Nebel, Schnee; oft Nieren- und Herzprobleme

→ **Colchicum D 6**

Rheumatische Beschwerden mit reißendem Schmerz, v. a. rechts; Ziehen, Spannen, Zerschlagenheitsgefühl; sehr empfindlich auf Wetterveränderungen, Stürme; schlechter bei rauem Wetter, vor einem Gewitter; besser in Ruhe, nach Ausbruch des Gewitters; Gedächtnisschwäche

→ **Rhododendron D 6**

Gelenkschmerzen, Steifheit, Lahmheit als Folgen von Durchnässung und Auskühlung; Glieder werden als eisig kalt empfunden; schlechter nachts, bei Kälte, regnerischem Wetter

→ **Dulcamara D 6**

Rheumatismus der linken Seite; Schmerz geht von kleinen Stellen aus, sehr heftig; Extremitäten taub, schwach, kribbelnd; schlechter durch Daran-Denken, links, leichteste Berührung

→ **Acidum oxalicum D 6**

Siehe auch folgende Seite

Dosierung und Einnahmehinweise siehe Seite 19, Erläuterungen zum Indikationsteil

Rheumatismus/ Gelenkschmerzen

Fortsetzung

Rheumatismus beginnt in den Füßen und erstreckt sich nach oben; Gelenke geschwollen, heiß, blass; ständiges Frieren und Kältegefühl, aber Hitze und Wärme verschlechtern; besser durch kalte Anwendungen, Ruhe

→ **Ledum D 6**

Rheumatismus mit sich versteifenden, verkrümmten Gliedmaßen; reißende, ziehende Schmerzen; Ruhelosigkeit in der Nacht; besser bei feuchtem, nassem Wetter und in der Wärme (besonders Bettwärme); schlechter bei klarem, schönem Wetter, durch kalte Winde

→ **Causticum D 6**

Rheumatische Schmerzen in Rücken und Nacken mit Steifheit und Verspannung; schwerer, anhaltender, spannender Schmerz; schlechter durch Berührung, Bewegung; besser in Ruhe; hochsensibel, traurig, nervös, sehr gesprächig; friert, will aber frische Luft; oft für Frauen im Klimakterium

→ **Cimicifuga D 6**

Zur Verbesserung der Reaktionsfähigkeit des Körpers, wenn gut gewählte Mittel versagen

→ **Sulfur D 30**
   Einmalgabe

Dosierung und Einnahmehinweise siehe Seite 19, Erläuterungen zum Indikationsteil

15. Haut

Abszess/Furunkel

Zu Beginn der Abszessbildung; rote, heiße Schwellung; plötzlicher Beginn; pulsierende, brennende Schmerzen; sehr berührungsempfindlich

→ **Belladonna D 30**

Entzündung mit zunehmender Infiltration; ödematöse Schwellung, blassrot, glänzend; stechende Schmerzen; besser durch kalte Anwendungen

→ **Apis D 6**

Entzündung mit Eiterbildung; sehr berührungsempfindlich; stechender Schmerz; frostiger Mensch, oft unreine Haut; Kälte in jeder Form verschlechtert

→ **Hepar sulfuris D 12**

Eiternd, übelriechend; stechende Schmerzen; nachts schlechter; Gehörgangsfurunkel sondern blutigen, stinkenden Eiter ab; Aphthen; übler Mundgeruch

→ **Mercurius solubilis D 12**

Öffnung und Eiterentleerung verzögern sich; zur Beschleunigung das „homöopathische Messer"

→ **Myristica D 4**

Abszess durch Fremdkörper wie Splitter; Eiterung langanhaltend; Wundheilung schlecht; jede kleine Verletzung eitert; frostige Person; Wärme bessert

→ **Silicea D 6**

Dosierung und Einnahmehinweise siehe Seite 19,
Erläuterungen zum Indikationsteil

Hühneraugen

Hornartige Verdickungen, Schwielen an der Fußsohle; schmerzhafte Hühneraugen; sehr empfindliche Fußsohlen, schmerzhaft beim Auftreten; Haut sehr empfindlich gegen kaltes Wasser; Ekzeme, Warzen, Schrunden, Rhagaden, Nägelverunstaltungen; Zunge dick weiß belegt, wie angestrichen; Mundwinkel, Nasenlöcher rissig; übelgelaunt, sentimental, lebensüberdrüssig; besser durch frische Luft, Ruhe, warme Bäder; Hitze und Kälte verschlechtern

→ **Antimonium crudum D 6**

Dosierung und Einnahmehinweise siehe Seite 19,
Erläuterungen zum Indikationsteil

Insektenstich

Insektenstiche und Tierbisse aller Art mit auffallender Kälte der betroffenen Stelle; Wunde punktförmig; Hautverfärbung der verletzten Stelle (auch langanhaltende Verfärbung); Kälte, kalte Umschläge erleichtern; Wärme unverträglich; Verschlimmerung nachts

→ **Ledum D 6**

Insektenstiche, besonders Bienen- und Wespenstiche; heiße blassrote Schwellung und brennende, stechende Schmerzen; glasiges Ödem; äußerst empfindsam gegen Berührung; Besserung durch Kälte, kühlende Umschläge

→ **Apis D 6**

Unangenehme Folgen von Insektenstichen, die stark jucken; auch vorbeugend für Menschen, die besonders häufig gestochen werden

→ **Staphisagria D 6**

Dosierung und Einnahmehinweise siehe Seite 19,
Erläuterungen zum Indikationsteil

Nesselsucht

Quaddeln blassrot bis rot, deutlich ödematös; stechend, brennend; sehr berührungsempfindlich; Hitze verschlechtert; kalte Anwendungen bessern

→ **Apis D 6**

Kleine, rote Quaddeln oder Bläschen; starker Juckreiz; geschwollen; brennend; oft verbunden mit starker Unruhe; Kälte und Ruhe verschlechtern; besser durch Bewegung, warme Anwendungen, Reiben

→ **Rhus toxicodendron D12**

Nesselsucht mit starkem Juckreiz; brennende Hitze; „Ameisenlaufen"; nach Genuss von Meerestieren; evtl. nur auf Finger und Hände beschränkt; Personen neigen zu rheumatischen Beschwerden; schlechter durch feuchte Kälte, Berührung

→ **Urtica D 12**

Dosierung und Einnahmehinweise siehe Seite 19,
Erläuterungen zum Indikationsteil

Sonnenbrand/Sonnenallergie

Sonnenbrand

Haut rot, glänzend, heiß und geschwollen; klopfende, pulsierende Schmerzen; extrem empfindlich gegen Erschütterung und Berührung, auch empfindlich gegen Licht und Geräusche; Besserung in Ruhe; Symptome von großer Heftigkeit und Intensität

→ **Belladonna D 30**

Haut bildet Blasen; starkes Brennen der Haut

→ **Cantharis D 6**

Sonnenallergie

Heftiges Jucken der ganzen Haut; Bläschen und Pusteln; Abkühlung und schnelle Bewegung bessern; schlimmer nachts und in Wärme; Ekzemverschlechterung schon vor Beginn der warmen Jahreszeit

→ **Acidum hydrofluoricum D 12**

Dosierung und Einnahmehinweise siehe Seite 19,
Erläuterungen zum Indikationsteil

Warzen

Warzen verschiedenster Art; oft weiche, große, gezackte Warzen; berührungsempfindlich; evtl. übelriechend, nässend, stechend; bräunliche Farbe; bluten leicht

→ **Thuja D 3**

Gezackte oder gestielte Warzen, meist schon lange bestehend, hart und hornig; bluten durch mechanische Reizung, entzünden sich, eitern; schmerzhaft und berührungsempfindlich

→ **Causticum D 12**

Meist weiche, stechende Warzen mit gezacktem Rand, teils auch gestielt; mit dünner Oberhaut; bluten leicht beim Waschen; stechender Schmerz wie von Splittern

→ **Acidum nitricum D 12**

Sehr harte, hornige Warzen, meist auf der Fußsohle; allgemein starke Hornhaut und Schwielenbildung, Hühneraugen; Warzen eher glatt und flach, ragen kaum über das Hautniveau

→ **Antimonium crudum D 6**

Flache, große, fleischige Warzen, teils gestielt und meist mit glatter Oberfläche; Personen neigen zu Beschwerden durch nasse Kälte, kaltes Baden, Durchnässung

→ **Dulcamara D 6**

zusätzlich zur äußeren Anwendung

→ **Thuja Extern**

Dosierung und Einnahmehinweise siehe Seite 19, Erläuterungen zum Indikationsteil

16. Allgemeines

Erschöpfung/Schwäche

Erschöpfung physischer und psychischer Art; benommen, depressiv, gleichgültig; tagsüber schläfrig, nachts schlaflos; Schwäche infolge akuter Krankheiten, schnellen Wachstums, Säfteverlusten; Diabetes mellitus; Beschwerden durch Kummer und Sorge; Abneigung gegen geistige Anstrengung; Gedächtnisschwäche; Aussehen blass, kränklich, blaue Ringe um die Augen; schmerzloser Durchfall; Kopfschmerz mit Schwindel; reichlich Schweiß; Haarausfall; besser durch Wärme; Verlangen nach erfrischenden Dingen, Obst

→ **Acidum phosphoricum D 12**

Allgemeine Müdigkeit; müdes, schweres Gefühl im ganzen Körper; Gefühl wie Blei in den Gliedern; muss sich niederlegen, bei geringster Anstrengung erschöpft; Brennen entlang der Wirbelsäule; Schwäche im Rücken; Kopfschmerz besser durch Bandagieren; nervöse Erschöpfung; starke geistige Schwäche, kann sich kaum oder nur kurz konzentrieren; Mangel an Willenskraft; schlimmer durch jede Anstrengung, vor allem geistige, durch Kummer, Sorge

→ **Acidum picrinicum D 12**

Kraftlosigkeit, fortschreitende Abmagerung begleitet von großer Ruhelosigkeit und Angst; reizbare Schwäche; Erschöpfung, Verzweiflung, Depression; panische Angstattacken; Furcht vor Alleinsein, Krankheit, Tod, Ungewissem; Gesicht blass, eingefallen; sieht vorzeitig gealtert aus; kalter Schweiß, starkes Frieren; Ekel, Übelkeit beim Geruch oder Anblick von Speisen; großer Durst, trinkt viel, aber nur wenig auf einmal; schlimmer nachts

→ **Arsenicum album D 12**

Siehe auch folgende Seite

Dosierung und Einnahmehinweise siehe Seite 19,
Erläuterungen zum Indikationsteil

Erschöpfung/Schwäche

Fortsetzung

Beschwerden infolge Übernächtigung, Schlafmangels, Überanstrengung; große Schwäche, nervöse Erschöpfung; Schwindelgefühl bei jeder Bewegung; Schwindel, Übelkeit, Erbrechen; Schmerz im Hinterkopf und Nacken; Schwäche der Nackenmuskeln, Schwere des Kopfes, kann Kopf kaum halten; Schwäche im Kreuz; Muskelerschlaffung; Taubheitsgefühl, Einschlafen der Füße, Hände, Arme; Seitenwechsel der Beschwerden; Leeregefühl, Schwäche in verschiedenen Organen; langsames Denken; verwirrt; kann Widerspruch nicht ertragen

→ Cocculus D 6

Erschöpfung, oft begleitet von Zittern, Lähmung, Erschlaffung; Schweregefühl in allen Gliedern, zerschlagen; müde, benommen, träge, apathisch; will allein sein; schlechter Schlaf, schlaflos durch Erschöpfung; Kopfschmerzen, im Nacken beginnend, nach vorne zu den Augen ziehend, Bandkopfschmerz; Schwindel; Gefühl als wolle das Herz stehen bleiben, wenn man sich nicht bewegt; Folge von Grippe, Gefühlserregung, Kummer, Schreck; schlimmer durch Sommerhitze, Föhnwetter und feuchtwarmes Wetter

→ Gelsemium D 12

Allgemeine Schwäche, Mattigkeit; nervöse Erschöpfung; stark niedergeschlagen, reizbar; weint viel; häufiges Frauenmittel; sehr pflichtbewusst; ausgelaugt, ausgebrannt; große Gleichgültigkeit; Gefühlsleere gegenüber nahestehenden Personen; spürt sich selbst nicht mehr; venöse Stauungen im ganzen Organismus; gelber Nasensattel; Klimakterium; Wallungen und stinkende Schweiße

→ Sepia D 12

Siehe auch S. 147, Erschöpfung in der Stillzeit

Dosierung und Einnahmehinweise siehe Seite 19, Erläuterungen zum Indikationsteil

Grippaler Infekt

Akuter, plötzlicher, heftiger Krankheitsbeginn, oft abends oder nachts, nach Aufenthalt in kaltem Wind, nach Schwitzen oder Zugluft; anfangs Frösteln, Schüttelfrost, dann Fieber mit ängstlicher Unruhe, wirft sich im Bett hin und her; großer Durst; Gesicht rot; Haut heiß und trocken, ohne Schweiß; Taubheits- und Kältegefühl mit Kribbeln; Kopfschmerz; trockener Husten; rote Schleimhäute; Fließschnupfen; Augenbindehaut entzündet; bei Schweißausbruch nicht mehr angezeigt

→ **Aconitum D 30**

Bei feuchtkaltem Wetter, nach Unterkühlung, auch nach zuviel Sonneneinwirkung; plötzliches, hohes Fieber mit Frösteln; kalte Extremitäten; rotes, heißes Gesicht; erweiterte Pupillen; feuchte, schweißige Haut; trockener Mund und Hals, rote Schleimhäute; Reizhusten; „Zusammenschnürungsgefühl" im Hals; krampfhaftes Schlucken; hämmernder Kopfschmerz; Neigung zu Delirien und Krämpfen; überempfindlich gegen Geräusche und Licht; bewährt bei Kindern

→ **Belladonna D 30**
folgt gut auf Aconitum, wenn Schweiß auftritt

Siehe auch folgende Seite

Dosierung und Einnahmehinweise siehe Seite 19,
Erläuterungen zum Indikationsteil

Grippaler Infekt

Fortsetzung

Allmählicher Fieberbeginn nach Erkältung; Katarrhe der Atemwege; starker Fließschnupfen mit viel Niesen; trockener Kitzelhusten; Bronchitis bei Kindern; Neigung zu Nasenbluten und Ohrenschmerzen; schlimmer nachts; Nachtschweiße; kalte Hände und Füße; steifer Rücken; nervöse, empfindsame Konstitution; blass und erschöpft; geringe Abwehrkraft

→ Ferrum phosphoricum D 6

Langsame Krankheitsentwicklung nach Abkühlung, nach Wetterwechsel von warm zu kalt; trockene Katarrhe der Schleimhäute; Husten mit Wundheit und stechendem Brustschmerz; beginnende Bronchitis; Lungenentzündung; heftiger Kopfschmerz, besser durch Druck; trockener Mund mit rissigen Lippen, großer Durst, bitterer Geschmack; stechende, reißende Muskel- und Gelenkschmerzen; kraftlos, müde, matt, ärgerlich und reizbar; großes Verlangen nach Ruhe; Abneigung gegen Bewegung, Berührung

→ Bryonia D 6

Erkältung bei erhitztem Körper, durch Nasswerden, bei feuchtem Wetter; Fieber mit heißem Kopf und großer Ruhelosigkeit; Schüttelfrost; sehr kälteempfindlich und benommen; Gliederschmerzen; Steifheit in Nacken und Rücken; reißende Schmerzen in allen Muskeln, besser durch längere Bewegung und Wärme; schlimmer durch Ruhe, nachts und bei Bewegungsbeginn; Katarrhe der Atemwege; dunkelbelegte Zunge mit roter Zungenspitze; Fieberbläschen

→ Rhus toxicodendron D 6

Dosierung und Einnahmehinweise siehe Seite 19,
Erläuterungen zum Indikationsteil

Grippaler Infekt

Fieberhafte Erkrankung mit Gliederschmerzen und Zerschlagenheitsgefühl; Schmerzhaftigkeit des ganzen Körpers; Stöhnen und Unruhe; Fieberhöhepunkt morgens mit Frösteln; heiße Haut, aber kaum Schweiß; Besserung der Beschwerden bei Schweißausbruch; großer Durst; Erbrechen nach Trinken; berstende Kopfschmerzen; Augenschmerzen; Fließschnupfen; Heiserkeit; schmerzhafter Husten, muss sich beim Husten die Brust halten; Bronchitis

→ **Eupatorium D 4**
   eventuell zusätzlich Echinacea D 4
   zur Abwehrsteigerung

„Kopfgrippe"; Schmerz vom Hinterkopf zu Stirn und Augen, besser durch reichlichen Harnabgang; Herabhängen der Augenlider; Sehstörungen; verstopfte Nase, später wässriger Schnupfen; Stirnhöhlenentzündung; wunder Hals; Schluckbeschwerden; Nackenschmerzen; Kälteschauer im Rücken; Gefühl von Lähmigkeit in den Muskeln; zittrige Schwäche und Benommenheit; schläfrig; nervöse Erschöpfung; Folgen von feuchtwarmem Wetter im Sommer oder Wetterwechsel von kühl zu heiß

→ **Gelsemium D 12**

Dosierung und Einnahmehinweise siehe Seite 19,
Erläuterungen zum Indikationsteil

Reisekrankheit

Beim Reisen zu Land und auf See; starker Schwindel; Übelkeit, Erbrechen; Abneigung gegen Essen; metallischer Geschmack im Mund; Schwäche; Ohnmachtsneigung; schlechter bei Schlafmangel, in aufrechter Stellung

→ **Cocculus D 6**
 **schon einige Stunden vor Reisebeginn
 die erste Gabe**

Reisekrankheit mit starker Übelkeit und Zusammenlaufen von Speichel im Mund, trotzdem Appetit; Schwindel, besonders beim Aufstehen, wie betrunken

→ **Petroleum D 12**
 **schon einige Stunden vor Reisebeginn
 die erste Gabe**

Schwindel, schlechter bei geöffneten Augen; totenblass; unablässige Übelkeit; Erbrechen; elendes, schwaches Gefühl in der Magengrube; Frösteln mit kaltem Schweiß; besser in frischer Luft

→ **Tabacum D 12**

Dosierung und Einnahmehinweise siehe Seite 19,
Erläuterungen zum Indikationsteil

17. Unfall, Verletzung und erste Hilfe

Blutungen

Erstes Mittel bei Blutungen in Folge von Verletzungen; allgemeine Neigung zu Blutungen und blauen Flecken; Bluterbrechen, Bluthusten, blutiger Stuhl etc.

→ **Arnica D 6**

Hellrote Blutungen; verschiedenste Blutungsarten; Folgen von Sturz, von schwerem Heben; bei inneren Blutungen; aus allen Organen und Wunden; Blutspucken; Bluthusten; Nasenbluten; Uterusblutungen; blutende Hämorrhoiden etc.

→ **Millefolium D 6**
   folgt gut auf Arnica

Blut gerinnt nicht; dunkelrote, venöse, langsam und gleichmäßig fließende Blutung; aus allen Körperöffnungen; Atemnot mit Bluthusten; Nasenbluten; Darmblutungen; Dysmenorrhoe mit starker Blutung; Krampfadern; Hämorrhoiden; Uterusblutungen; von großem Wert bei offenen, schmerzhaften Wunden, mit Schwäche durch Blutverlust

→ **Hamamelis D 3**

Neigung zu Blutungen aus allen Organen; kleine Wunden bluten stark, hellrot und stoßweise; Schwäche nach Blutungen; massive helle Darmblutungen

→ **Phosphorus D 12**

Siehe auch folgende Seite

Cave: Grenzen der Selbstmedikation beachten!

Dosierung und Einnahmehinweise siehe Seite 19, Erläuterungen zum Indikationsteil

Blutungen

Fortsetzung

Schwäche nach großem Blutverlust; Blut fließt langsam; Patient ohnmächtig, blass; Zucken der Glieder; selten bei akuten Krankheiten

→ **China D 6**

Cave: Grenzen der Selbstmedikation beachten!

Dosierung und Einnahmehinweise siehe Seite 19,
Erläuterungen zum Indikationsteil

Knochenbrüche

Knochenschmerzen an der Bruchstelle; lang anhaltende Schmerzen und Empfindlichkeit nach Bruch; schlecht heilende, schlecht zusammenwachsende oder komplizierte Brüche; fördert die Kallusbildung

→ **Symphytum D 6**

Zerschlagenheit, Wundschmerz, Erschöpfung; Körper wie gequetscht; überempfindlich gegen Schmerzen und Berührung; jede Unterlage scheint zu hart; fördert die Abheilung von Hämatomen; will allein sein

→ **Arnica D 4**

Verletzung von Knochen, Knochenhaut, Gelenken und Sehnen; wirkt auf die sehr schmerzhafte Knochenhaut; Gefühl von großer Mattigkeit, Kraftlosigkeit und Schwere; Zerschlagenheit und Lähmigkeit in Knochen und Gelenken; niedergeschlagen; ruhelos

→ **Ruta D 6**

Langsam, schlecht heilende Frakturen; Förderung der Kallusbildung bei Knochenbrüchen; empfindlich gegen Wetterwechsel; Verlangen nach Geräuchertem

→ **Calcium phosphoricum D 6**

Verletzungen bei denen nervenreiches Gewebe betroffen ist; schießende, stechende und qualvolle Schmerzen; Steißbeinverletzungen

→ **Hypericum D 6**

Cave: Grenzen der Selbstmedikation beachten!

Dosierung und Einnahmehinweise siehe Seite 19,
Erläuterungen zum Indikationsteil

Ohnmacht

Eisige Kälte des Körpers, friert; innerliches Brennen; Gesicht gedunsen, blass (blass-bläulich); Puls schwach, weich, kaum tastbar; Beklemmung, Atemnot; verlangt nach frischer Luft, will kühle Luft zugefächelt haben; große Schwäche; Blähbauch; teilnahmslos, gleichgültig; Hochlegen der Beine bessert; feuchtwarme Luft verschlechtert

→ Carbo vegetabilis D 30

Schneller Kräfteverlust, kollapsähnlich; extreme Kälte des Körpers; völlig erschöpft; kalter Stirnschweiß; Gesicht eingefallen, ängstlich; heftiges Herzklopfen; Puls rasch, schwach; Gefühl als fließe Eiswasser in den Adern; Durst auf kalte Getränke; Absonderungen reichlich; Entleerungen wässrig; postoperativer Schock; nach ausgeprägten Infektionskrankheiten, emotionaler Erregung

→ Veratrum album D 6

Schreck; Panik; heftiger, plötzlicher Beginn; Herzklopfen; Puls voll, hart; Haut trocken, heiß, rotfleckig; Gesicht rot im Liegen, blass beim Aufrichten; Todesangst; Kälte- und Taubheitsgefühl; starker Durst auf Kaltes; Luftzug, Berührung verschlimmern; Schwitzen bessert

→ Aconitum D 30

Hysterie und höchste Erregung; Zornesanfälle, Zerstörungswut, ungehemmtes Schimpfen bis zur Ohnmacht; inneres Zittern; Spasmen, krampfartige Beengung im Hals, Herzklopfen, Brustbeklemmung; nervöser Schluckauf; empfindliche Kopfhaut

→ Moschus D 3

Dosierung und Einnahmehinweise siehe Seite 19,
Erläuterungen zum Indikationsteil

Ohnmacht

Neigt zu Ohnmacht (z.B. Anblick von Blut, Schmerzen); Stimmung wechselhaft: in einem Moment Lachen, im nächsten Weinen; Trockenheitsgefühl der Schleimhäute; Mund trocken, Zunge klebt am Gaumen, kein Durst; Haut trocken, kann nicht schwitzen; Schläfrigkeit begleitet die Beschwerden

→ **Nux moschata D 6**

Folge von Furcht, Schreck; Augen starr, Pupillen eng oder erweitert; Haut schweißbedeckt, nicht an den unteren Gliedmaßen; Gesicht verschwitzt, rot oder abwechselnd rot und blass; Unterkiefer hängt herab; Atmung schnarchend, aussetzend; unwillkürlicher Abgang des Stuhls nach Schreck; Nerven unempfindlich; Schmerzlosigkeit, Reaktionsmangel

→ **Opium D 30**

Schwäche nach großem Flüssigkeitsverlust; Erschöpfung mit nervöser Überempfindlichkeit; Blutleere, klopfender Kopfschmerz, Schwindel, Ohrensausen; Gesicht blass; Hände und Füße kalt; empfindlich gegen leichte Berührung; starker Druck bessert

→ **China D 6**

Leichenblass; Schweißausbrüche klebrig, kalt; Übelkeit, Schwindel, Erbrechen; schwach, elend; Angst; Herzkrämpfe; will Bauch unbedeckt haben; Tabakrauch unverträglich

→ **Tabacum D 30**

Dosierung und Einnahmehinweise siehe Seite 19,
Erläuterungen zum Indikationsteil

Sonnenstich

Heißes, hochrotes Gesicht; starrer Blick; blutunterlaufene Augen; Pupillen erweitert; Überempfindlichkeit aller Sinne; wahnsinnige Kopfschmerzen mit Pulsieren im Kopf; Hände und Füße kalt; schlimmer durch Bewegung; besser wenn der Betroffene den Kopf in den Nacken legt

→ **Belladonna D 30**

Gesicht hochrot, später blass; Blutandrang zum Herzen und zum Kopf; Herzklopfen pochend durch den ganzen Körper; heftig pulsierender, im Rhythmus des Herzschlags klopfender Kopfschmerz; Gefühl als ob der Kopf zu groß wäre; verträgt nichts auf dem Kopf; schlimmer durch Zurückbeugen des Kopfes und Bewegung; besser im Freien und durch Entblößen des Kopfes

→ **Glonoinum D 12**

Große Ruhelosigkeit und Angst; Schreckhaftigkeit; fürchtet sterben zu müssen; Gesicht rot und heiß; Herzklopfen und kräftiger, harter Puls; Kopfschmerz zum Zerspringen; Schwindel, schlimmer beim Aufrichten aus dem Liegen; Neigung zu Ohnmacht; Haut trocken, heiß; besonders licht- und geräuschempfindlich; besser durch Eintritt von Schweiß

→ **Aconitum D 30**

Cave: Grenzen der Selbstmedikation beachten!

Dosierung und Einnahmehinweise siehe Seite 19,
Erläuterungen zum Indikationsteil

Sonnenstich

Drückende, bohrende Kopfschmerzen mit Schwindel; Kopfschmerz besser durch Druck mit beiden Händen; Haut sehr berührungsempfindlich; Unverträglichkeit von Wärme, Besserung durch Abkühlung; Neigung zur Bildung von Ödemen und erysipelartiger Anschwellung der Haut; große Erschöpfung; nervös und ruhelos; kann nicht klar denken

→ Apis D 6

Schwindel; Schwächeanfälle; Kollapszustände; ohnmachtsartige Schwächezustände; Gesicht dunkelrot oder blass und kalt; Kopfschmerzen mit Klopfen; zusammenschnürendes Gefühl am Herzen; viel Frieren im Wechsel mit Schweißen; große geistige und seelische Erregung; Angst und Beklemmung; äußere Berührung oder Druck ruft Erstickungungsgefühl hervor

→ Lachesis D 12

Cave: Grenzen der Selbstmedikation beachten!

Dosierung und Einnahmehinweise siehe Seite 19,
Erläuterungen zum Indikationsteil

Verbrennungen

Brennender Schmerz, Rötung und Wundheit; auch bei Verbrennungen der Mundschleimhaut

→ **Causticum D 6**

Bei jeder Art von Verbrennung oder Verbrühung mit Blasenbildung; heftiger Brennschmerz

→ **Cantharis D 6**

Schwellung mit brennendem Schmerz; Verlangen nach Wärme und besser durch warme Anwendungen; Patient unruhig und ängstlich

→ **Arsenicum album D 12**

Blassrote Schwellung mit stechendem Schmerz; besser durch kalte Umschläge; sehr empfindlich gegen Berührung

→ **Apis D 6**

Cave: Grenzen der Selbstmedikation beachten!

Dosierung und Einnahmehinweise siehe Seite 19,
Erläuterungen zum Indikationsteil

Verletzungen, offene

Verletzungsschock; Hauptmittel bei Verletzungen aller Art; dumpfer Schmerz mit Zerschlagenheitsgefühl; fördert die Blutstillung

→ **Arnica D 6**

Bei Riss- und Schürfwunden, schlecht heilenden Wunden, eiternden Verletzungen; verhindert Infektionen

→ **Calendula D 3**

Schnittwunden mit stechendem Schmerz „wie Messerstiche"; auch nach Operationen oder Verletzungen durch Glassplitter

→ **Staphisagria D 4**

Verletzungen in nervenreichen Gebieten (Hände, Füße, Gesicht); ziehende Schmerzen den Nerv entlang; extrem schmerzhafte Schnitt- oder Schürfwunden; bei stechendem Schmerz nach Nähen der Wunde

→ **Hypericum D 6**

Stichverletzungen oder Bisswunden durch Tiere; Verlangen nach kalter Auflage; Wärme verschlechtert

→ **Ledum D 6**

Verletzung durch Splitter und andere Fremdkörper; fördert die Austreibung des Fremdkörpers

→ **Silicea D 6**
   **auch äußerlich als Bad: 5 Globuli auf
   ein Glas Wasser**

Dosierung und Einnahmehinweise siehe Seite 19,
Erläuterungen zum Indikationsteil

Verletzungen, stumpfe

Prellungen, Quetschungen, Gehirnerschütterung

Bei jeder Art von Verletzung; bei Quetschungen und Prellungen mit Bluterguss und Schwellung; jede Bewegung schmerzt heftig; schlimmer durch Berührung; Schockmittel; Hauptmittel bei Gehirnerschütterung

→ **Arnica D 6**
  äußerlich auch verdünnte Urtinktur

Zerschlagenheits- und Wundheitsgefühl; Quetschungen; heftiger Prellungsschmerz mit Bluterguss; besser durch Wärme; Zustände nach Traumen

→ **Bellis D 6**

Prellungen und Verletzungen der Wirbelsäule und des Steißbeins; Nervenquetschung, insbesondere der Finger (auch äußerlich als Bad: 5 Globuli auf ein Glas Wasser); Folgen von Gehirnerschütterung

→ **Hypericum D 6**

Cave: Grenzen der Selbstmedikation beachten!

Dosierung und Einnahmehinweise siehe Seite 19,
Erläuterungen zum Indikationsteil

Verletzungen, stumpfe

Verstauchungen, Verrenkungen, Zerrungen

Bänderzerrungen, Verstauchungen, Verrenkungen mit heißen, roten, geschwollenen Gelenken; ziehende Schmerzen; besser durch Wärme und fortgesetzte Bewegung; Verlangen ständig die Lage zu verändern

→ **Rhus toxicodendron D 6**

Verstauchungen mit stechendem Schmerz bei jeder Bewegung; besser durch Ruhe, Kälte und Druck; schlechter durch Bewegung und Berührung; Patient reizbar

→ **Bryonia D 6**

Verstauchungen des Handgelenks; Schwäche und Lahmheit der Gelenke nach Verrenkungen und stumpfen Verletzungen

→ **Ruta D 6**

Hauptmittel bei Sehnenverletzungen durch falsche Drehbewegung des Gelenkes; ziehende Schmerzen mit großer Schwäche und Zittern

→ **Anacardium D 6**

Cave: Grenzen der Selbstmedikation beachten!

Dosierung und Einnahmehinweise siehe Seite 19, Erläuterungen zum Indikationsteil

18. Schwangerschaft

Muskelkrämpfe/ Muskelschmerz

Muskelkrämpfe und Zuckungen in Fußsohlen und Zehen; Waden-krämpfe; Einschlafen der Glieder; Schwäche der Extremitäten; rasch ermüdet beim Gehen; kurzatmig; Schwitzen durch geringste Anstrengung; allgemeines Frösteln; kalte, feuchte Füße, Kälte bis zum Knie

→ Calcium carbonicum D 6

Blitzartige, heftige, äußerst schmerzhafte Muskelkrämpfe, oft beginnend als Muskelzuckungen an Zehen oder Fingern, von dort sich ausbreitende Krämpfe in Schenkeln und Bauchmuskeln; Wadenkrämpfe; besser durch Druck

→ Cuprum metallicum D 6

Nächtliche Wadenkrämpfe; tagsüber Gefühl von schweren Beinen; Krampfadern; Rückenschmerzen; dumpfer Schmerz im Becken; Uterusschmerz mit herabdrängendem Gefühl, muss die Beine übereinander kreuzen; kalte Hände und heiße Füße oder umge-kehrt

→ Sepia D 12

Plötzlich einschießender Schmerz mit krampfartigem Ziehen in den Extremitäten; Wadenkrämpfe; Glieder wie zerschlagen; besser durch Massage, Wärme und im Liegen; Ohnmacht bei geringster Anstren-gung; große Schwäche; kalter Schweiß; Haut fühlt sich eiskalt an

→ Veratrum album D 4

Cave: Grenzen der Selbstmedikation beachten!

Dosierung und Einnahmehinweise siehe Seite 19, Erläuterungen zum Indikationsteil

Muskelkrämpfe/ Muskelschmerz

Krämpfe in den Beinmuskeln, in Zusammenhang mit gestauten, erweiterten Krampfadern, begleitet von berstendem Schmerzgefühl; allgemeines Zerschlagenheitsgefühl mit Schmerzen in Bauchdecke, Rücken und Becken

→ **Hamamelis D 4**

Plötzliche, heftige Unterbauchkrämpfe, breiten sich bis zu den Oberschenkeln aus; druckempfindlich um den Nabel; ziehender Schmerz im Rücken; Krämpfe in Händen und Füßen; Wadenkrämpfe; falsche Wehen oft in Verbindung mit Übelkeit und Erbrechen; besser in frischer Luft und beim Umhergehen

→ **Viburnum D 2**

Bauchdeckenschmerz mit Wundheitsgefühl; Schmerz zieht an der Vorderseite der Oberschenkel hinunter; unfähig zu gehen; große Müdigkeit; Schwangerschaftsvarizen, wie wund und gequetscht; krampfartiges Abwärtsdrängen der Gebärmutter; besser durch Massage, Reiben und Wärme; schlechter nachts, in Bettwärme

→ **Bellis D 4**

Siehe auch folgende Seite

Cave: Grenzen der Selbstmedikation beachten!

Dosierung und Einnahmehinweise siehe Seite 19, Erläuterungen zum Indikationsteil

Muskelkrämpfe/ Mutterbänderschmerz

Fortsetzung

Krämpfe aller Art, anfallsweise; heftig stechende Schmerzen (wie mit Messern), blitzartig kommend und gehend, oft in der Nacht, die Stelle wechselnd; Mutterbänderschmerz zieht zu den Leisten; Rückenschmerzen; Ischias; besser durch heiße Umschläge

→ **Magnesium phosphoricum D 6**
nicht bei Neigung zu Fehlgeburten

Mutterbänderschmerz zu den Leisten; geschwollene Leisten-lymphknoten; hervortretende Krampfadern; Schwäche in allen Gliedern; neuralgische Schmerzen in verschiedenen Körperteilen; schlechter durch Bettwärme; besser durch Bewegung an frischer Luft

→ **Clematis D 3**

Cave: Grenzen der Selbstmedikation beachten!

Dosierung und Einnahmehinweise siehe Seite 19,
Erläuterungen zum Indikationsteil

Ödeme

Ödeme im Gesicht, in den Extremitäten oder Schamlippen; blassrot bis rot, glänzend; stechende Schmerzen; meist rechts bzw. Ausbreitung von rechts nach links; Durstlosigkeit; schlechter durch Hitze, Berührung; besser durch Kälte und kalte Anwendungen

→ Apis D 6
nicht bei Neigung zu Fehlgeburten

Ödeme in den Füßen und Knöcheln; Schwäche bei geringster Anstrengung; Rastlosigkeit und Unruhe, ständiger Ortswechsel; großer Durst, häufiges Trinken in kleinen Mengen; besser durch Hitze, warme Getränke; schlechter durch nasses Wetter, Kälte

→ Arsenicum album D 12

Ödeme v. a. der Scheide; Schweregefühl im Unterleib mit Verlangen die Beine zu kreuzen, übereinander zu schlagen; Übelkeit morgens vor dem Frühstück; Pigmentflecken, besonders im Gesicht; besser durch Wärme, Bewegung, Tanzen; schlechter durch Kälte und Nässe

→ Sepia D 12

Zur Unterstützung der Nierenfunktion

→ Solidago D 4

Dosierung und Einnahmehinweise siehe Seite 19,
Erläuterungen zum Indikationsteil

Sodbrennen

Brennende Magenschmerzen, brennendes Gefühl im Hals bis
hinauf in den Mund; Zunge brennt wie Pfeffer; großer Durst,
starke Blähungen nach dem Trinken; Sodbrennen mit säuerlichem
Aufstoßen; Mundgeruch; Einschnürungsgefühl in Hals und Brust;
Kälte- und Druckgefühl im Magen; allgemeine Frostigkeit; Verlangen nach Stimulantien; Temperament eher phlegmatisch

→ Capsicum D 6

Säurebeschwerden des Magens mit heftigem Brennen bis zum
Mund; Sodbrennen mit starkem Speichelfluss und dickem, fadenziehendem Schleim; saurer oder fader Geschmack im Mund; saures Aufstoßen und Erbrechen; Blähungskoliken; Übelkeit, oft in
Verbindung mit migräneartigem Kopfschmerz; „Sonntagsmigräne"; niedergeschlagene Grundstimmung, besser durch Bewegung; schlechter abends, nachts oder in Ruhe

→ Iris D 6

Hochgradige Übersäuerung des Magens; brennender Magenschmerz; Sodbrennen mit Aufstoßen von saurer Magenflüssigkeit,
die die Zähne stumpf macht; schlimmer nachts und nach dem
Genuss fetthaltiger Speisen; grünlich-saures Erbrechen; Koliken;
Blähungen, besser durch Blähungsabgang; Stirn- und Schläfenkopfschmerz

→ Robinia D 6

Dosierung und Einnahmehinweise siehe Seite 19,
Erläuterungen zum Indikationsteil

Sodbrennen

Allgemeine Neigung zu Verdauungsstörungen; Schwangerschaftserbrechen; Magenschmerz mit Sodbrennen und bitter-saurem Aufstoßen; schlimmer morgens oder 1–2 Stunden nach dem Essen;
Heißhunger auf stark gewürzte Speisen und Stimulantien, die
jedoch Magendruck mit schmerzhafter Auftreibung des Oberbau-
ches verursachen; häufig Verstopfung teils in Durchfall überge-
hend; Beschwerden oft in Zusammenhang mit sitzender Lebensweise oder beruflicher Überlastung; Nervosität und Reizbarkeit;
allgemeine Verschlechterung durch Ärger, geistige Anstrengung,
Schlafmangel, Genussmittel und Kälte; besser durch Wärme und
Ruhe

→ Nux vomica D 6

Schwache, träge Verdauung, das einfachste Essen wird nicht ver-
tragen; Beschwerden eine halbe Stunde nach den Mahlzeiten;
Atembeklemmung durch stark geblähten Oberbauch, besser durch
Aufstoßen, schlechter beim Hinlegen, abends und nachts; Brennen
im Magen; großer Durst auf kaltes Wasser; Abneigung gegen
Fleisch, Fett, Milch; Verlangen nach frischer Luft; Übelkeit;
Schwindel; allgemeine Schwäche, wird leicht ohnmächtig; Kälte
der Glieder, friert viel

→ Carbo vegetabilis D 6

Dosierung und Einnahmehinweise siehe Seite 19,
Erläuterungen zum Indikationsteil

Stimmungsveränderungen

Fürchtet sich vor allen Komplikationen einer Schwangerschaft; Angst, es könne etwas schiefgehen; große Angst vor der Geburt; sehr verzweifelt, sehr niedergeschlagen, traurig; fürchtet geisteskrank zu werden; wechselnde Stimmungen, launenhaft; geschwätzig, springt von einem Thema zum anderen; anhaltende Frühschwangerschaftsbeschwerden (Übelkeit, Erbrechen, Schlafstörungen, Halswirbelsäulenbeschwerden); besser durch lokale Wärmeanwendung; schlimmer durch Erregung und Kälte

→ Cimicifuga D 30

Alles ist zu viel; will alleine sein und ihre Ruhe haben; gleichgültig gegenüber ihren Pflichten, gegen alles, was ihr sonst wertvoll ist; Gefühlsleere gegen eigene Familie, Partner, Kinder; Abneigung gegen Arbeit; Angst, den Anforderungen des Alltags nicht mehr gewachsen zu sein; ärgerliche Gereiztheit; nervöse Erschöpfung; will nicht getröstet werden; Schweißausbrüche; Ausscheidungen riechen übel; tagsüber Gefühl von schweren Beinen; nachts Wadenkrämpfe während des Schlafes; Übelkeit morgens, schlimmer durch Geruch oder Anblick von Essen

→ Sepia D 30

Stimmung wechselnd und veränderlich, wie Aprilwetter; Wechsel von Lachen und Weinen; reizbar, melancholisch, traurig, ängstlich; leicht entmutigt und beeinflussbar; misstrauisch, eifersüchtig; neigt zum Weinen, braucht guten Zuspruch und Zuneigung; Trost bessert; Absonderungen sind dick, mild, rahmartig und gelbgrün

→ Pulsatilla D 12

Dosierung und Einnahmehinweise siehe Seite 19,
Erläuterungen zum Indikationsteil

Stimmungsveränderungen

Traurigkeit und Verzweiflung erfassen sie immer wieder; stiller Kummer (auch alter, chronischer Kummer); schweigsam, introvertiert, leicht verletzbar, übersensibel; nervöse Reizbarkeit; will keinen Trost, kann Trost überhaupt nicht ertragen; weint in der Stille, nicht vor anderen; Schwindel, Herzklopfen, Übelkeit, Erbrechen, Ödeme in der Schwangerschaft; Rückenschmerzen besser durch harten Druck und Liegen auf einer harten Unterlage

→ **Natrium chloratum D 30**

Widersprüchliches, hysterisches Verhalten mit raschem Wechsel der Stimmung; muss häufig und tief seufzen; traurige Verstimmung; Folgezustände von Kummer, von Kränkung oder intensiver Erregung, die nicht lange zurückliegen; Kloßgefühl im Hals; Nahrungsmittel werden wechselhaft vertragen, sind heute zuwider und werden am nächsten Tag gut vertragen

→ **Ignatia D 30**

Schwangerschaft verschlechtert insgesamt den Zustand der Frau; sie leidet unter unerträglichen Druck- und Spannungsgefühlen, die sich nicht lösen; erwacht morgens traurig und verzweifelt; erträgt keinen seelischen Druck oder psychische Einengung; außerordentliche Empfindlichkeit gegen Berührung; Hämorrhoiden und Krampfadern schwellen an; die Frau sucht Bewegung, kühle und frische Luft; Ruhe, Schlaf verschlechtern

→ **Lachesis D 30**

**Siehe auch Seite 151,
Stimmungsveränderungen im Wochenbett**

Dosierung und Einnahmehinweise siehe Seite 19,
Erläuterungen zum Indikationsteil

Übelkeit/Erbrechen

Morgenübelkeit, morgendliches Nüchternerbrechen; oft traurig; Erbrechen beim Anblick und Geruch von Speisen, ebenso beim Denken daran; Verlangen nach Saurem, z.B. Essig; Milch unverträglich; Kältegefühl, selbst im warmen Zimmer; besser durch fortwährendes Essen, intensive Beschäftigung

→ Sepia D 12

Übelkeit beginnt früh morgens (ab 3 Uhr); schlimmer nach Essen, Aufstehen; Erbrechen mit viel Würgen; Frauen mit Neigung zu Exzessen (Arbeit, Essen, Sex) und starkem Konsum von Stimulantien wie Kaffee, Alkohol und Zigaretten; gereizt, ungeduldig, überempfindlich; besser durch kurzen Schlaf und abends

→ Nux vomica D 12

Übelkeit und Erbrechen bei emotionalen, empfindlichen Frauen; wechselnde Beschwerden und Stimmungen; durstlos, aber Besserung durch kalte Getränke; Verlangen nach Süßem und schweren Speisen, aber unverträglich; Geruch von Fett löst Übelkeit aus

→ Pulsatilla D 6

Anhaltendes Erbrechen; Abneigung gegen jedes Essen; Bewegung verschlechtert; Benzingeruch löst Übelkeit aus; oft Verstopfung; Liegen auf dem Rücken bessert

→ Symphoricarpus racemosus D 12

Cave: Grenzen der Selbstmedikation beachten!

Dosierung und Einnahmehinweise siehe Seite 19, Erläuterungen zum Indikationsteil

Übelkeit/Erbrechen

Große Übelkeit; schlimmer durch Essen, Geruch und Anblick von Speisen; Durchfall, Erbrechen, brennendes Gefühl im Unterleib; Unverträglichkeit von wässrigen Früchten; Schwäche, Angst; will Gesellschaft, fürchtet die Dunkelheit; Rastlosigkeit, Ordnungszwang

→ **Arsenicum album D 12**

Ständige Übelkeit, Erbrechen bessert nicht; viel Speichelfluss; Würgen mit leerem Magen; alles wird erbrochen, Speisen wie auch Getränke; übel aussehend, Schwäche, Kälte von Händen und Füßen; Bewegung verschlechtert

→ **Ipecacuanha D 6**

Anhaltende Übelkeit mit heftigem Erbrechen; kreidebleich, frostig; kaltschweißig, schwindlig; geringste Bewegung, Hitze, Tabakgeruch verschlechtern; Schwindel; Schwächegefühl im Magen; Besserung durch frische Luft und Kühle

→ **Tabacum D 12**

Ständige Übelkeit mit Besserung durch anhaltendes Essen; vermehrter Speichelfluss; Benzingeruch verursacht Übelkeit; passive Bewegung verschlechtert; Kraut ist unverträglich; Sodbrennen; Durchfall

→ **Petroleum D 6**

Cave: Grenzen der Selbstmedikation beachten!

Dosierung und Einnahmehinweise siehe Seite 19,
Erläuterungen zum Indikationsteil

19. Geburt

Geburtserleichterung

Bei Beginn der Wehen; um Komplikationen vorzubeugen; (Einnahme auch schon eine Woche vor dem Geburtstermin)
→ Arnica D 6

Plötzliche Angst und Panik; erregt, unruhig, von Schreck gezeichnet; Todesangst, glaubt sterben zu müssen; Herzklopfen, Blaufärbung der Lippen; Harnverhaltung der Mutter nach der Entbindung; direkt nach der Geburt für „schockierte Neugeborene", plötzliche Kälte führt zu Zittern und Unruhe
→ Aconitum D 30

Schweißausbrüche, rotes Gesicht, gerötete Augen; pulsierender bis brennender Schmerz; allgemeine Überempfindlichkeit; Erregung und Schwäche wechseln abrupt; Wehen kommen und gehen plötzlich; Wehen mit Schreien; heftigste Symptome; in der Wehenpause Dämmerzustand, verdreht Augen wie im Delirium; häufig in der fortgeschrittenen Eröffnungsphase der Geburt; straffer Muttermund; betroffene Schleimhäute trocken, schmerzhaft; es können Notlagen für das Kind entstehen
→ Belladonna D 30

Wehen zu kurz, zu schmerzhaft und zu rasch erschöpfend; Wehen kommen nicht regelmäßig; Wehenschwäche; nach Blasensprung; nadelstichartige Schmerzen im Gebärmutterhals; Muttermund sehr straff; große Schwäche, Erschöpfungszustände während der Geburt; Zittern ohne Geburtsfortschritt; bei Mehrgebärenden
→ Caulophyllum D 6

Dosierung und Einnahmehinweise siehe Seite 19,
Erläuterungen zum Indikationsteil

Geburtserleichterung

Extreme Schmerzempfindlichkeit, verlangt bei den ersten Wehen Betäubung; nervös und überreizt; hysterisch; will eine Änderung ihrer Situation, ist sehr übellaunig, unzufrieden; reagiert abweisend, man kann ihr nichts recht machen; unerträgliche Wehenschmerzen; ungeduldig, aggressiv durch Schmerzen; Wehen durch Zorn

→ **Chamomilla D 30**

Frau ist übererregt durch Erwartungsspannung; nervöse Furcht; verkrampft sich; wird verunsichert durch die fremdartige Klinikumgebung/Kliniksituation; Muttermund ist rigide, straff, lässt sich nur wenig ausdehnen; falsche Wehen, Mangel an muskulärer Koordination (auch der Geburtswege); Wehen halten schon seit Stunden an; Schmerzen erstrecken sich den Rücken hinauf; Erschöpfung und Schwäche; Augen und Oberlider ermüden; Gesichtsausdruck wie berauscht

→ **Gelsemium D 12**

Wehen von Anfang an schwach oder im Verlauf der Eröffnungsphase schwach werdend; langgezogene Wehen mit Ausstrahlung quer über den Bauch; krampfhafter Dauerverschluss des Muttermundes; Angst, es passiere etwas Schlimmes bei der Geburt; befürchtet, es nicht zu schaffen oder es nicht zu ertragen; geräuschempfindlich; geschwätzig

→ **Cimicifuga D 6**

Siehe auch folgende Seite

Dosierung und Einnahmehinweise siehe Seite 19,
Erläuterungen zum Indikationsteil

Geburtserleichterung

Fortsetzung

Übererregung der Sinne; unerträglich schmerzhafte, quälende Wehen; aus Freude über das Geschehen in ihrem seelischen Zustand heftigst erregt; Euphorie; ekstatische Zustände; schlaflos nach der Geburt (auch das Neugeborene ist schlaflos)

→ **Coffea D 12**

Sehr heftige, spasmodische Wehen; Finger, Zehen und Unterschenkel können heftig schmerzend krampfen

→ **Cuprum D 30**

Reizbar, cholerisch; friert; Ohnmacht bei Wehen; Wadenkrämpfe; übermäßiger Pressdrang; häufiger Harn- und Stuhldrang; Wehen drücken kräftig auf den Enddarm

→ **Nux vomica D 30**

Dosierung und Einnahmehinweise siehe Seite 19, Erläuterungen zum Indikationsteil

Geburtsfolgen

Wundschmerz und Zerschlagenheitsgefühl; Schwäche; Überanstrengung; Schmerzen in Bauchmuskeln und Unterleib nach der Geburt, kann nicht aufrecht gehen; sehr berührungsempfindlich; alles wird zu hart empfunden (Bett fühlt sich z. B. zu hart an); ruhelos, reizbar, will alleine gelassen werden; Verletzungen mit Zerreißen von Kapillaren und Blutgefäßen, sowie Prellungen, Quetschungen, Zerrungen; Neigung zu Blutungen; traumatische Geburt, besonders nach Zangen- oder Saugglockenhilfe; beschleunigt und unterstützt die Heilung; für Mutter und Kind

→ Arnica D 6

Verletzungen und ihre Folgen, bei denen Nerven und nervenreiches Gewebe getroffen wurden; heftige, reißende, stechende, schießende, qualvolle Schmerzen an der verletzten Stelle; Steißbeinschmerzen; Schwäche, Steifigkeit, Taubheitsgefühl, Kribbeln; Schmerzen werden durch Berührung und Erschütterung schlimmer; sehr kälteempfindlich; depressive Verstimmung; weinerlich, müde, abgespannt, schläfrig

→ Hypericum D 6

Wundes, gequetschtes Gefühl im Becken; Gebärmutter fühlt sich schmerzhaft an, wie gequetscht; Verletzungen des tieferen Gewebes; Wundschmerz der Bauchwände während der Schwangerschaft; Abszesse, Furunkelneigung der Haut; rheumatische Symptome

→ Bellis D 6

Siehe auch folgende Seite

Dosierung und Einnahmehinweise siehe Seite 19,
Erläuterungen zum Indikationsteil

Geburtsfolgen

Fortsetzung

Starke Schmerzen nach der Geburt durch Dammriss oder operative
Eingriffe; eingerissene Gewebe; Dammschnitt, der schmerzt und
nicht heilt; Kaiserschnitt, der nicht heilt; Blasenbeschwerden;
schmerzhafter Harndrang, die Entleerung ist erschwert oder
unmöglich; Schmerzen beim Wasserlassen nach Katheterisierung

→ **Staphisagria D 6**

Überanstrengung der gesamten Muskulatur bei der Entbindung;
Muskelkater, Gelenke schmerzen; ruhelos, muss sich bewegen;
wechselt ständig die Position; kann nachts nicht im Bett bleiben

→ **Rhus toxicodendron D 6**

Dosierung und Einnahmehinweise siehe Seite 19,
Erläuterungen zum Indikationsteil

20. Stillzeit

Brustdrüsenentzündung

Nach kaltem Luftzug; plötzlich auftretende Brustdrüsenentzündung mit Fieber; im ersten Stadium

→ **Aconitum D 30**

Rasche Entwicklung der Entzündung mit hohem Fieber; Brust hart und geschwollen mit roten Streifen und starkem Spannungsgefühl; pochender Schmerz; Schweiße; Kopfschmerzen

→ **Belladonna D 30**

Akute Mastitis; Brüste hart, geschwollen, heiß und schmerzhaft, mit purpurner Verfärbung; Fieber; Milchstauung; heftiger, sich über den Oberkörper ausbreitender Schmerz beim Stillen; Achsellymphknoten geschwollen; drohender Brustdrüsenabszess

→ **Phytolacca D 12**
   (s. S. 145)

Brust sehr hart, heiß und blass, schwer und schmerzhaft bei jeder Bewegung, sehr berührungsempfindlich; besser durch lang anhaltenden Druck; stechender Schmerz; Entstehung eines Abszesses; unterdrückte Lochien

→ **Bryonia D 6**

Siehe auch folgende Seite

Cave: Grenzen der Selbstmedikation beachten!

Dosierung und Einnahmehinweise siehe Seite 19,
Erläuterungen zum Indikationsteil

Brustdrüsenentzündung

Fortsetzung

In den Stillpausen heftig stechende Schmerzen entlang der Milchkanäle, erstrecken sich bis zum Rücken; verhärtete Brust, äußerst druckempfindlich

→ **Phellandrium D 6**

Brüste bei geringster Erschütterung außerordentlich schmerzhaft (beim Gehen, Treppensteigen etc.); Milchstauung von einer Brust zur anderen wechselnd und wieder zurück; empfindliche Brustwarzen, schmerzen schon wenn das Kind sie berührt

→ **Lac caninum D 12**

Ziehender Schmerz von der wunden Brustwarze zum Rücken während das Kind saugt; harte Knoten; juckende Hautbläschen

→ **Croton tiglium D 6**
  (s. S. 145)

Cave: Grenzen der Selbstmedikation beachten!

Dosierung und Einnahmehinweise siehe Seite 19,
Erläuterungen zum Indikationsteil

Brustwarzenentzündung

Schmerzhafter Milcheinschuss; beginnende Entzündung; unerträgliche Schmerzen strahlen beim Anlegen des Kindes durch den ganzen Körper; empfindliche Brustwarzen, wund, blutend, eingerissen; lokale Rötung

→ **Phytolacca D 12**
  (s. S. 143)

Wunde, rissige Brustwarzen, mit Schrunden oder Geschwüren; geschwollene Brustdrüse; sehr schmerzhaft; heftig juckender, entzündeter und geröteter Warzenhof; äußerst empfindlich bei Berührung

→ **Castor equi D 6**

Rissige, schrundige, wunde Brustwarzen mit Bläschen, die eine klare oder klebrige Flüssigkeit absondern, woraus sich Krusten bilden

→ **Graphites D 12**

Juckende Hautbläschen an den wunden, rissigen Brustwarzen; heftig ziehender Schmerz von der Brust zum Rücken während das Kind saugt

→ **Croton tiglium D 6**
  (s. S. 144)

Siehe auch folgende Seite

Cave: Grenzen der Selbstmedikation beachten!

Dosierung und Einnahmehinweise siehe Seite 19,
Erläuterungen zum Indikationsteil

Brustwarzenentzündung

Fortsetzung

Tiefe blutige Einrisse in den Brustwarzen, mit stechendem, schneidendem Schmerz, wie von einem Splitter

→ **Acicum nitricum D 6**

Zur äußeren Behandlung der entzündeten Brustwarzen

→ **Calendula-Salbe**

Cave: Grenzen der Selbstmedikation beachten!

Dosierung und Einnahmehinweise siehe Seite 19,
Erläuterungen zum Indikationsteil

Erschöpfung

Schwäche durch Flüssigkeitsverlust z. B. nach Geburt und in der Stillzeit; Kältegefühl; Kopfschmerz mit pochenden Empfindungen; Blähungen und Völlegefühl, keine Besserung durch Aufstoßen; Schlafstörungen, erschreckende Träume; sehr berührungsempfindlich, aber Beschwerden werden durch starken Druck gebessert; schlechter nach dem Stillen

→ **China D 12**

Geistig und körperlich erschöpft durch Überarbeitung; vergesslich; Angst vor Unglück; oft starkes Schwitzen, besonders nachts am Kopf; saurer Geschmack im Mund; Milchbildung überreichlich oder Milchstau; neigt zu Erkältungen; Kälte verschlechtert die Beschwerden

→ **Calcium carbonicum D 12**

Nervlich nicht belastbar, schwach und ausgelaugt; sensibel und leicht beeinflussbar; nächtliche Ängste; Aufregung, Sorgen verschlechtern alle Beschwerden

→ **Kalium phosphoricum D 12**

Schwäche nach Geburt und in der Stillzeit; Haarausfall, trockene Haare; geschwollene Oberlider; Rückenschmerzen; reißende Stiche in der Brust beim Stillen; Darm leicht reizbar, Ängste werden im Magen gespürt; sehr kälteempfindlich; Besserung durch Umhergehen und in der Wärme

→ **Kalium carbonicum D 6**

Siehe auch folgende Seite

Dosierung und Einnahmehinweise siehe Seite 19,
Erläuterungen zum Indikationsteil

Erschöpfung

Fortsetzung

Schwach und abgezehrt, blasses Gesicht; traurig, müde; Haarausfall im Wochenbett und in der Stillzeit; fettige Haut, besonders an der Stirn/Haar-Grenze; Verlangen nach Salz, Bitterem und Saurem; Abneigung gegen Fleisch; Hitze verschlechtert, besser durch kaltes Baden und im Freien

→ Natrium chloratum D 12

Zuerst geistige, später körperliche Erschöpfung; apathisch, gleichgültig; blaue Ringe um die Augen; vermehrtes Schwitzen, abwechselnd mit Frösteln; Haarausfall; Verlangen nach kalter Milch, Saftigem; besser durch Wärme, Ruhe, frische Luft

→ Acidum phosphoricum D 12

Erschöpft, sehr traurig; gleichgültig gegenüber der Familie; frostig; Übelkeit morgens vor dem Frühstück; dunkle Pigmentflecken im Gesicht, besonders während der Schwangerschaft; Leeregefühl im Magen, Essen bessert nicht; Rückenschwäche; Senkungsbeschwerden der Unterleibsorgane; Unruhe in allen Gliedern; schlechter nach Waschen, durch Feuchtigkeit und Schwitzen; besser durch heftige Bewegung, Tanzen, Bettwärme, kaltes Bad

→ Sepia D 12

**Siehe auch S. 26, Geistige Erschöpfung
und S. 111, Erschöpfung/Schwäche**

Cave: Grenzen der Selbstmedikation beachten!

Dosierung und Einnahmehinweise siehe Seite 19,
Erläuterungen zum Indikationsteil

Milchmangel/Milchstau

Milchbildung verringert; Milchstau mit Schmerz, Schwellung der Brüste, fleckförmige Rötung wie bei Nesselsucht; neigt zu rheumatischen Beschwerden; hilft auch beim Abstillen den Milchfluss zu vermindern

→ Urtica D 6

Milchbildung setzt nach der Geburt nicht ein oder ist spärlich; traurig, erschöpft, Gedanken an den Tod

→ Agnus castus D 4

Verzögerter, schmerzhafter Milcheinschuss; Appetitlosigkeit, Kraftlosigkeit und Nervosität; regt die Milchbildung an und kräftigt stillende Mütter

→ Alfalfa Urtinktur

Wenig oder keine Milch, matt und schwach; Brüste geschwollen mit Schwellung der Achsellymphknoten und Schmerzen, welche die Arme hinab laufen; Störungen im Magen-Darm-Bereich mit Durchfall und Erbrechen

→ Ricinus D 4

Stillprobleme wechseln: teils Milchfluss vermindert, dann auch übervolle, schmerzende Brüste mit Milchstau; Milchfluss versiegt durch Erkältung und bleibt auch danach aus; fühlt sich allein gelassen; weint beim Stillen

→ Pulsatilla D 6

Milchmangel mit Brustdrüsen- oder Brustwarzenentzündung; Brust hart, empfindlich, gestaut; Schmerz strahlt von der Brustwarze über den ganzen Körper aus

→ Phytolacca D 12

Siehe auch folgende Seite

Dosierung und Einnahmehinweise siehe Seite 19, Erläuterungen zum Indikationsteil

Milchüberschuss/Milchstau

Siehe auch Vorseite

Milch dünn, wässrig; meist überreichlich Milch, diese wird vom Säugling aber nicht vertragen oder abgelehnt; ängstliche, kälteempfindliche Mütter; Neigung zu Übergewicht; kalter Schweiß, vor allem nachts am Kopf

→ **Calcium carbonicum D 12**

Brüste schwer wie Steine, prall und voll; Bewegung schmerzhaft; Beschwerden nach Ärger und Verunsicherung; Ruhe bessert; zur Dämpfung der Milchsekretion

→ **Bryonia D 6**

Brustdrüsenschwellung, Milchüberschuss; Milchstau und Entzündung wechseln von einer Brust zur anderen hin und her; Stillschwierigkeiten nach vorübergehender Trennung von Mutter und Kind

→ **Lac caninum D 12**

Milchinkontinenz, Milch fließt reichlich aus; beim Stillen schmerzt die andere Brust; sehr empfindliche, rissige Brustwarzen

→ **Borax D 4**

Milchüberschuss mit Brustdrüsen- oder Brustwarzenentzündung; Schmerz strahlt von der Brustwarze über den ganzen Körper aus

→ **Phytolacca D 4**

Dosierung und Einnahmehinweise siehe Seite 19, Erläuterungen zum Indikationsteil

Stimmungsveränderungen im Wochenbett

Arrogant, beleidigend, stolz; fühlt sich hoch erhaben über alle Personen der Umgebung; sieht verachtend auf andere herab; hohe Selbstüberschätzung; nimmt für sich eine Sonderbehandlung in Anspruch; Hypochondrie, Manie, Phobien; Stimmung wird sehr labil und wechselt rasch; extrem feinfühlig; spannungsgeladene Persönlichkeit; Impuls, dem Kind etwas anzutun wechselt mit „abgöttischer" Liebe; sexuell übererregt; außerordentliche Empfindlichkeit der gesamten Genitalsphäre (ärztliche Untersuchung nur schwer und verletzend möglich); Juckreiz im Genitalbereich; Verschlimmerung durch Bettruhe

→ **Platinum D 30**

Blutandrang zum Kopf; hellrotes, erschrockenes Gesicht; sieht wild aus, ist außer sich und gefährlich; schreckhafte Angstphantasien; Delirien; Halluzinationen (hört Stimmen, sieht wilde Tiere); Erregungszustände höchsten Grades; außerordentliche Heftigkeit der Symptome; will nicht alleine sein; Angst vor Dunkelheit, will immer Licht haben, jedoch grelles Licht verschlimmert; krankhaft empfindlich auf Wasser (weigert sich zu trinken), Wassergeräusche lösen Erregungs- und Angstzustände aus; anhaltendes Fieber beim Stau des Wochenflusses kann die Symptomatik auslösen

→ **Stramonium D 30**

Siehe auch folgende Seite

Cave: Grenzen der Selbstmedikation beachten!

Dosierung und Einnahmehinweise siehe Seite 19,
Erläuterungen zum Indikationsteil

Stimmungsveränderungen im Wochenbett

Fortsetzung

Ernste und rasch zur Verzweiflung neigende Frauen; ängstliche Grundstimmung; ausgeprägte Überreizung; manisch, hochmütig; Wahnideen (auch religiöse Wahnvorstellungen); Wechsel von stiller Verschlossenheit zu auffällig, extremer Unruhe mit bedeutungslosen, ziellosen Tätigkeiten als Wiederholungshandlungen; will jeden umarmen (küssen); blass und kalt; Ohnmachtsneigung, Kollapszustände bei Schreck- und Schmerzereignissen; plötzliche Schwäche, kalte Schweiße; alle Ausscheidungen sind reichlich

→ Veratrum album D 6

Sehr angespannt, erregt, ruhelos; sehr misstrauisch; eifersüchtig; Wahnideen, Furcht vor Vergiftung; kann Freunde und Verwandte nicht wiedererkennen; neigt dazu, in ihren Handlungen, Gesten und Ausdrücken geschmacklos und anstößig zu sein; Trockenheit der Schleimhäute des Mundes; Zusammenschnüren im Hals; trockener Reizhusten; keine Allgemeingefährdung, eher Aggressivität nach innen gerichtet

→ Hyoscyamus D 30

Blutfülle des Kopfes mit Hitze und Röte des Gesichts; die Frau ist äußerst erregt; die Nachwehen überfallen sie heftig und plötzlich; Überempfindlichkeit, besonders gegen Geräusche, Schmerzen und Erschütterung; Ungeduld, Wutausbruch; Verschlimmerung nachts und gegen 15 Uhr

→ Belladonna D 30

Siehe auch S. 134, Stimmungsveränderungen

Cave: Grenzen der Selbstmedikation beachten!

Dosierung und Einnahmehinweise siehe Seite 19,
Erläuterungen zum Indikationsteil

21. Beschwerden im Säuglings- und Kindesalter

Augenentzündung

Im Anfangsstadium einer akuten, heftig und plötzlich beginnenden Entzündung; oft infolge von kaltem Wind oder Zugluft, aber auch bei heißem Wetter; trockene, heiße Haut; starker Tränenfluss; brennende schneidende Schmerzen; lichtscheu; Lider geschwollen und rot; schlechter abends und nachts; ängstliche und unruhige Kinder

→ Aconitum D 30

Rascher, heftiger und plötzlicher Krankheitsbeginn, mit rotem, heißem Gesicht und kalten Füßen; hochrote, brennende Bindehaut mit Hitzegefühl; erweiterte Pupillen; lichtempfindlich; Trockenheit des Mundes, ohne Durst; ängstlich mit ruhelosem Schlaf; schlechter nachts; besser durch Wärme und Ruhe

→ Belladonna D 30

Plötzliches Einsetzen der Krankheitssymptome; ödematöse, blassrosa Schwellung der Unterlider mit heftigem Stechen und Brennen; Tränenfluss und Schleimabsonderung; schlechter in Wärme; besser durch kalte Umschläge und an frischer Luft; extrem berührungsempfindlich; nervöse Ruhelosigkeit; schreit nachts im Schlaf auf

→ Apis D 6

Siehe auch folgende Seite

Cave: Grenzen der Selbstmedikation beachten!

Dosierung und Einnahmehinweise siehe Seite 19,
Erläuterungen zum Indikationsteil

153

Augenentzündung

Fortsetzung

Augenentzündung mit reichlichem, scharfem, wundmachendem Tränenfluss; brennende Augen; Ansammlung von zähem Schleim auf der Hornhaut, wird durch Blinzeln entfernt; Augen morgens verklebt; Lidränder geschwollen und rot; lichtscheu; milder Schnupfen

→ Euphrasia D 4

Erkältung mit Schnupfen und Bindehautentzündung; milde, dicke, weißlich-gelbe Sekrete; Lidränder entzündet, juckend und verklebt; schlechter im warmen Zimmer; besser in frischer Luft; allgemeine Erkältungsneigung; durstlos; ängstlich und weinerlich, lässt sich gerne trösten

→ Pulsatilla D 6

Eitrige Augenentzündung; geschwollene Lider; innere Augenwinkel und Bindehaut stark gerötet; reichliche, schleimig-eitrige, gelbe Absonderungen; schlechter im warmen Zimmer; oft in Verbindung mit grünlich-schleimigen Durchfällen; Kinder sehen „alt und vertrocknet" aus; ängstliches Wesen

→ Argentum nitricum D 12

Subakute, chronische Bindehaut- und Lidrandentzündung; lichtscheu, kann kein Licht ertragen; Lider dick, rot und geschwollen; dünne, schleimige, wundmachende Sekrete; Eiter riecht faulig; chronischer Schnupfen bei Kleinkindern; große Schwäche; schlechter in Bettwärme, nachts und bei nasskaltem Wetter; besser in frischer Luft

→ Mercurius solubilis D 12

Cave: Grenzen der Selbstmedikation beachten!

Dosierung und Einnahmehinweise siehe Seite 19,
Erläuterungen zum Indikationsteil

Blähungskoliken bei Säuglingen

Ungeduldige, ärgerliche Kinder, wollen herumgetragen werden; heftige Schmerzen; schrilles Schreien; eine Backe blass die andere rot; evtl. mit Zahnungsbeschwerden

→ **Chamomilla D 6**

Plötzlich einschießende, stechende Krämpfe; Säugling krümmt sich vor Schmerzen; Aufstoßen und Windabgang bessern nicht; besser durch festen Druck und Wärme

→ **Colocynthis D 12**

Säugling zieht bei krampfartigen Schmerzen die Beine an den Bauch; häufiger Abgang von Wind; Aufstoßen bessert nicht; besser durch Wärme, Reiben und sanften Druck

→ **Magnesium phosphoricum D 6**

Sehr reizbares Kind, möchte nicht, dass man es herumträgt oder bewegt; stechende Schmerzen bei der geringsten Bewegung; oft in Kombination mit hartnäckiger Verstopfung; Bauchlage bessert

→ **Bryonia D 6**

Dreimonatskoliken, die den Eltern regelmäßig den Schlaf rauben; schnell müde beim Trinken; quälendes Aufstoßen und Winde bringen kurz Erleichterung

→ **Lycopodium D 6**

Dosierung und Einnahmehinweise siehe Seite 19, Erläuterungen zum Indikationsteil

Keuchhusten

Anfangsstadium mit katarrhalischen Symptomen; Keuchhusten oft noch nicht eindeutig diagnostizierbar; trockene, bellende Hustenanfälle ohne Auswurf, mit hochrotem Kopf und heißem Körper; schlimmer abends und nachts

→ **Belladonna D 30**

Hauptmittel; rasch aufeinanderfolgende, krampfhafte, tiefklingende, heisere, trockene Hustenanfälle mit Atemnot; schmerzhaftes Zusammenziehen der Brust; Husten bis zum Brechwürgen oder mit Nasenbluten; Gesicht im Anfall tiefrot bis zyanotisch; schlimmer um Mitternacht bis 2 Uhr morgens; keine Erschöpfung nach dem Anfall, Kinder spielen unmittelbar weiter

→ **Drosera D 12**

Krampfstadium des Keuchhustens; Anfälle abends beim Niederlegen und morgens beim Erwachen; Erstickungsanfälle mit Aushusten von zähem, fadenziehendem, weißem Schleim, enden mit Brechwürgen oder Erbrechen; besser durch kalte Getränke

→ **Coccus cacti D 6**

Cave: Grenzen der Selbstmedikation beachten!

Dosierung und Einnahmehinweise siehe Seite 19, Erläuterungen zum Indikationsteil

Keuchhusten

Schwere, langandauernde, meist nächtliche Anfälle mit krampfartigen Zuckungen; bewusstlos, steif, mit stockendem Atem; Zyanose des Gesichts; kalte, blaue Extremitäten; Anfall endet oft mit Erbrechen und großer Erschöpfung; zwischen den Hustenattacken längere Pausen

→ **Cuprum D 12**

Trockener, krampfhafter, rasselnder Husten mit viel Übelkeit, Erbrechen bringt jedoch keine Erleichterung; spärlicher Auswurf; oft mit Nasenbluten und blassem Gesicht

→ **Ipecacuanha D 6**

weitere Symptome und Arzneimittel siehe unter Husten

Cave: Grenzen der Selbstmedikation beachten!

Dosierung und Einnahmehinweise siehe Seite 19, Erläuterungen zum Indikationsteil

Konzentrationsschwierigkeiten

Schüchtern, verzagt; geringes Selbstwertgefühl; Angst vor Misserfolgen; Prüfungsangst, Erwartungsspannung; Mangel an geistiger Ausdauer; nervös; eigensinnig; hält die eigene Meinung zurück, weicht innerlich aber nicht davon ab; reizbare Schwäche; Gedächtnisschwäche; Überempfindlichkeit aller Sinne; Kopfschmerz im Nacken beginnend oft durch angestrengte geistige Arbeit hervorgerufen; Furcht vor Nadeln oder spitzen Gegenständen

→ Silicea D 12

Hochmütig, diktatorisch, tyrannisch (nach oben ducken, nach unten treten); feige, Mangel an Selbstvertrauen; übernimmt nicht gerne Verantwortung; angeberische Art; kann keinen Widerspruch ertragen; wacht morgens übellaunig und unerfrischt auf; Erwartungsangst, Lampenfieber; Gedächtnisschwäche, verwirrte Gedanken; Fehler beim Schreiben und Sprechen, wählt falsche Worte; Beschwerden durch Ärger, durch Kränkung; Heißhunger kurz nach dem Essen; Völlegefühl unmittelbar nach dem Essen, auch wenn nur sehr wenig Nahrung aufgenommen wurde; erwacht nachts mit Hungergefühl; Verlangen nach Süßem; Bauch aufgetrieben durch Blähungen; rechter Fuß warm, linker Fuß kalt (oder umgekehrt)

→ Lycopodium D 12

Dosierung und Einnahmehinweise siehe Seite 19,
Erläuterungen zum Indikationsteil

Konzentrationsschwierigkeiten

Große Empfindlichkeit auf Sinneseindrücke; viel Phantasie, Begeisterungsfähigkeit; Tagträumer; dem großen Ideenreichtum fehlt oft die Kraft zur Durchführung; mutet sich leicht zu viel zu; braucht Phasen der Zurückgezogenheit, um sich zu regenerieren; Abgrenzung zwischen sich selbst und anderen gelingt nicht; Furcht vor Dunkelheit, vor Gewittern, vor Alleinsein, vor geistiger Anstrengung; Kopfschmerz nach geistiger Anstrengung, Schulkopfschmerz; kann Gedanken nicht konzentrieren; geistige Erschöpfung; Schwächezustände nach erschöpfenden Krankheiten; zittrige Schwäche wenn der Magen leer ist, muss öfter essen; großer Durst

→ **Phosphorus D 12**

Benommen, teilnahmslos, wortkarg; apathisch, unaufmerksam; starrt gedankenlos vor sich hin, antwortet träge und langsam; reizbar; mangelhafte Leistungsfähigkeit; langsame Geistestätigkeit; Abstumpfung, geistige Dumpfheit (kann nichts klar sehen, nichts deutlich hören), Sinneswahrnehmungen sehr geschwächt; ungeschickt, unbeholfen, besonders wenn die Aufmerksamkeit abgelenkt ist; gerunzelte Stirn, streicht oder reibt sich die Stirn bei dem Versuch, sich zu konzentrieren; Kopfschmerz im Hinterhaupt; Kopfverletzung mit Verwirrung; bohrt den Kopf in die Kissen und rollt den Kopf von einer Seite auf die andere; Kaubewegungen des Mundes; unwillkürliche Bewegung z.B. eines Armes (Schleuderbewegungen); Konvulsionen, Muskelzucken; spärliche Harnabsonderung

→ **Helleborus D 6**

Siehe auch folgende Seite

Dosierung und Einnahmehinweise siehe Seite 19,
Erläuterungen zum Indikationsteil

Konzentrationsschwierigkeiten

Fortsetzung

Erregung des Nervensystems, schwache Nervenkraft; Ruhelosigkeit; beklagt sich über die Maßen, ist unzufrieden, jammert; Abneigung gegen Lärm; überempfindlich auf Geräusche (vor allem gegen Unterhaltung); Lichtempfindlichkeit; mangelnde Vitalität; geistige Erschöpfung; Konzentrationsunfähigkeit, Zerstreutheit, Verwirrung, Vergesslichkeit; wiederholt alles, was zu ihm gesagt wird; wiederholt die Frage, bevor er antwortet; Fehler beim Schreiben und Sprechen; schreit im Schlaf auf, der ganze Körper zuckt im Schlaf; rollt den Kopf von Seite zu Seite, Gesicht dabei wechselnd blass und rot

→ Zincum D 12

Frostig, nervös; sehr empfindlich gegen kalte Luft; Koordinationsstörungen; Entwicklungsverzögerungen: langsam im Gehenlernen, Sprechenlernen und Lernen überhaupt; schlechtes Gedächtnis; gedankenlos, spricht zusammenhangslos, Gedankensprünge; plump, unbeholfen, schüchtern; sehen zum Teil etwas zurückgeblieben aus; Spasmen und Zuckungen; Frostbeulen; Empfindung wie von kalten oder heißen Nadeln

→ Agaricus D 12

Dosierung und Einnahmehinweise siehe Seite 19, Erläuterungen zum Indikationsteil

Konzentrationsschwierigkeiten

Geistige Erschöpfung; Gedächtnis lässt nach; geistige Abwesenheit; unfähig zu geistiger Arbeit; Mangel an Selbstvertrauen, Minderwertigkeitskomplex; unsicher, gehässig, boshaft, gewalttätig; mangelnde Moral, Drang zum Schimpfen und Fluchen; leicht beleidigt; reizbar; Widerspruch im Willen; Gefühl wie von einem Pflock oder einer Kugel an verschiedenen Stellen; Bandgefühl um einzelne Körperteile; besser durch Nahrungsaufnahme

→ **Anacardium D 12**

Extreme Schwäche; Teilnahmslosigkeit, große Gleichgültigkeit; leicht missgelaunt; träge, langsam, passiv, müde; denkunfähig; Konzentrationsschwäche; Folge von erschöpfenden Krankheiten, Säfteverlusten; Verdauung oft schwach: aufgetriebener Bauch, Verdauungsstörungen und extreme Blähungsbildung mit Aufstoßen; kalter Körper; will trotz Kälte mit frischer Luft angefächelt werden

→ **Carbo vegetabilis D 12**

Schwaches Gedächtnis, vergesslich, unaufmerksam, kann nichts behalten; Konzentrationsstörungen; Entwicklungsrückstand; naiv, emotional unreif, kindisches Verhalten; große Ängstlichkeit, Schulangst; Kummer über jede Kleinigkeit; unentschlossen, unsicher, leicht beeinflussbar; braucht Bestätigung; nervöses Nägelkauen; verfroren; typisch sind: Drüsenschwellungen, chronische Mandelentzündung

→ **Barium carbonicum D 12**

Dosierung und Einnahmehinweise siehe Seite 19,
Erläuterungen zum Indikationsteil

Masern

Anfangsstadium mit Erkältungssymptomen; plötzliches Fieber; heißer, roter Kopf; dampfende Schweiße; kalte Extremitäten; Frostgefühl; trockener Mund; trockener, roter Hals; kräftig rotes Masernexanthem; überempfindlich gegen Sinnesreize wie Licht, Geräusche, Berührung; Benommenheit; unruhiger Schlaf mit Stöhnen und Zuckungen

→ **Belladonna D 30**

Erstes Stadium bei Masern mit betonten Augensymptomen; milder Fließschnupfen mit wundmachendem, reichlichem Tränenfluss; brennendes Beißen in den Augen; Schwellung der Augenlider; lichtempfindlich, muss das Zimmer verdunkeln; trockener Husten, schlimmer tagsüber; abends alles besser

→ **Euphrasia D 4**

Masern mit katarrhalischen Erkrankungen der Atemwege; starker Fließschnupfen; trockener Reizhusten mit Nasenbluten; rote entzündete Augen; Ohrenschmerzen, schlimmer nachts; blasse, empfindliche, nervöse Kinder mit ruhelosem Schlaf; Nachtschweiße und auffallende Erschöpfung

→ **Ferrum phosphoricum D 12**

Dosierung und Einnahmehinweise siehe Seite 19, Erläuterungen zum Indikationsteil

Masern

Hauptmittel bei juckendem Masernexanthem; schlimmer abends, in Bettwärme und im warmen Zimmer; besser durch kalte Anwendungen; oft einseitiger Schnupfen mit dicken, milden Absonderungen aus Augen und Nase; nächtlicher, trockener Husten, morgens muss viel Schleim abgehustet werden; fiebrig mit trockenem Mund, aber durstlos; blass und frostig; Hände und Füße kalt; Bindehautentzündung; Licht tut in den Augen weh; Ohrenschmerzen, schlimmer nachts; will nicht alleine sein

→ **Pulsatilla D 6**

Masern mit schmerzhaftem, trockenem Husten, muss sich dabei die Brust halten; stechender, wunder Schmerz in der Brust; schlechter durch Wärme und Bettwärme; trockene Schleimhäute, Mund und Lippen ausgedörrt und rissig; Fieber mit Durst auf große Mengen; reizbare Kinder, möchten nicht berührt werden, fühlen sich schwach und kraftlos

→ **Bryonia D 6**

Trockener, erschöpfender Reizhusten bei Masern, schlimmer nachts, kann nicht liegen bleiben, muss sich aufsetzen; verstopfte Nase mit heftigem Druck und Schmerz in Nasenwurzel und Stirn; bei jeder Erkältung folgt nach Schnupfen Husten; Brennen und Schmerz in den Augen; schmerzhaftes Schlucken

→ **Sticta pulmonaria D 6**

Dosierung und Einnahmehinweise siehe Seite 19,
Erläuterungen zum Indikationsteil

Milchschorf

Anfangsmittel mit entgiftender Wirkung; häufig angezeigt bei Milchschorf aufgrund einer Nahrungsmittelallergie oder nach Infekten; oft in Verbindung mit Durchfall, Übelkeit, Erbrechen und Schwäche

→ **Okoubaka D 3**

Milchschorf bei eher dicken, trägen Kindern mit geringer Widerstandskraft; ständige Katarrhe der Schleimhäute; Kopfschweiße; Ekzeme; oft auch viele kleine Warzen; kalte Füße; unruhiger Schlaf; Verlangen nach Unverdaulichem (Kreide, Erde etc.); Milch wird schlecht vertragen

→ **Calcium carbonicum D 12**
    (s. S. 165)

Trockene und nasse Ekzeme der Kopfhaut; geschwollene Lymphknoten; Hautausschläge im Gesicht und hinter den Ohren, stark juckend und brennend

→ **Viola tricolor D 3**

Allgemeine Neigung zu juckenden Hautausschlägen, besonders an Wangen und Kinn; Risse in den Mundwinkeln; Milchschorf auch in Verbindung mit Milcherbrechen oder wässrigem Durchfall; schlimmer bei Sommerhitze oder nach kaltem Baden; reizbare, widerspenstige Kinder, mögen nicht angesehen oder berührt werden

→ **Antimonium crudum D 6**

Dosierung und Einnahmehinweise siehe Seite 19,
Erläuterungen zum Indikationsteil

Milchunverträglichkeit/ Milcherbrechen

Ausgeprägte Unfähigkeit Milch zu verdauen; heftiges Erbrechen nach dem Trinken oder eine Stunde später in sauren, geronnenen Klumpen; sofort wieder hungrig; anschließend schwach und schläfrig; oft begleitet von Durchfällen mit krampfartigen Magenschmerzen, besonders bei warmem Sommerwetter; Kinder ängstlich, schreiend

→ **Aethusa D 6**

Milch verursacht saures Erbrechen und Durchfall, insbesondere bei eher phlegmatischen, blassen Kindern mit Neigung zu Erkältungen und Schweißen am Hinterkopf; schlechte Verknöcherung der Fontanellen; rasch müde und erschöpft; Übelkeit nach Milchgenuss; Bauch empfindlich bei geringstem Druck, stark aufgetrieben; Blähungen und saures Aufstoßen

→ **Calcium carbonicum D 6**

Milch wird nicht vertragen; nach Nahrungsaufnahme kolikartige Leibschmerzen, zwingen zum Zusammenkrümmen; Beine krampfhaft angezogen; saures Erbrechen, saures Aufstoßen, saure Durchfälle; das ganze Kind riecht sauer; auch Verstopfung; nervöse, ängstliche, unruhige „Schreikinder"

→ **Magnesium carbonicum D 12**

Dosierung und Einnahmehinweise siehe Seite 19,
Erläuterungen zum Indikationsteil

Mumps

Anfangsmittel bei akuter Entzündung der Ohrspeicheldrüse mit heftigen Schmerzen; plötzliches Fieber mit trockenem Mund und Rachen; großer Durst; Schluckschmerz, „Hals wie zugeschnürt"; schlimmer nachts und in kalter Luft; besser durch Wärme; Gesicht heiß und rot; reichliche Schweiße; Hände und Füße kalt; überempfindlich gegen Berührung und laute Töne; benommen und reizbar; stöhnt und zuckt im Schlaf

→ **Belladonna D 30**

Schwellung der Ohrspeicheldrüse; eitrige Entzündung; reichlicher Speichelfluss; starker Mundgeruch; Zunge weiß belegt; heftiger Durst; dauerndes Bedürfnis zu Schlucken; Schmerzen schlimmer nachts und in Bettwärme; reichliche Nachtschweiße, bringen jedoch keine Linderung; fröstelt, friert nachts im Bett; Entzündung der Hoden bzw. der Brustdrüse; Kinder oft unzufrieden, unruhig und ängstlich; schwach und erschöpft

→ **Mercurius solubilis D 12**
   folgt oft auf Belladonna

Cave: Grenzen der Selbstmedikation beachten!

Dosierung und Einnahmehinweise siehe Seite 19,
Erläuterungen zum Indikationsteil

Mumps

Bei entzündeten, geschwollenen Hoden, bzw. Eierstock- oder Brustdrüsenbeteiligung; Schmerzen schlimmer abends und durch Wärme, besser hingegen durch kalte, äußere Anwendungen; kalte Füße, ständiges Frösteln, auch im warmen Zimmer, dennoch Verlangen nach frischer Luft; trockener Mund, aber kein Durst; Kind ist oft weinerlich oder hat rasch wechselnde Wünsche

→ **Pulsatilla D 6**

Dick angeschwollene Ohrspeicheldrüse bei akuter Mumpserkrankung; Überempfindlichkeit der Haut, kann keinerlei Berührung ertragen; oft mager, blass und matt; niedergeschlagen, furchtsam und gleichgültig

→ **Plumbum D 12**

Cave: Grenzen der Selbstmedikation beachten!

Dosierung und Einnahmehinweise siehe Seite 19,
Erläuterungen zum Indikationsteil

Mundsoor

Mundgeschwüre, Mundfäule, Aphthen, Schwämmchen; häufig Herpes an den Lippen; Beschwerden des Zahnfleisches; heißer und empfindlicher Mund, brennt; weißliche Beläge mit rotem Hof; trockene Krusten in der Nase; unheilsame Haut; Haarenden verfilzen leicht; Entzündung der Augen, besonders der Lider; Wimpern verkleben oder kehren sich ins Auge hinein; Schmerzen beim Urinieren; große Furcht bei Abwärtsbewegungen; sehr lärmempfindlich, erschrickt leicht, nervös, furchtsam

→ **Borax D 4**

Zahnfleisch geschwollen, schwammig, blutend und geschwürig; geschwollene, dick belegte Zunge, die an den Rändern Zahnabdrücke aufweist; übler Mundgeruch; starker Speichelfluss; Durst, obwohl viel Speichel vorhanden; Neigung zu Eiterungen; Drüsenschwellungen; Erkältungsneigung; reichlich Schwitzen, jedoch ohne Erleichterung; fröstelig, hastig und gereizt; besser in Ruhe, schlechter nachts und in Bettwärme

→ **Mercurius solubilis D 12**

Dosierung und Einnahmehinweise siehe Seite 19,
Erläuterungen zum Indikationsteil

Röteln

In der ersten Phase; akuter, plötzlicher Krankheitsbeginn mit trockenem Fieber und großem Durst; abends, nachts und in Wärme schlimmer; große Unruhe; möchte nicht berührt werden

→ **Aconitum D 30**

Bei Schweißausbruch mit heftigem Fieber und heißem, rotem Kopf; Trockenheit der Schleimhäute, Hals und Tonsillen hochrot; Schluckschmerz; Kitzelhusten

→ **Belladonna D 30**
  folgt oft auf Aconitum

Dosierung und Einnahmehinweise siehe Seite 19,
Erläuterungen zum Indikationsteil

Säuglingsschnupfen

Viel „Schniefen"; behinderte Nasenatmung durch verstopfte Nase, muss durch den Mund atmen; Säugling muss beim Stillen absetzen, da er keine Luft mehr bekommt; nachts schlechter, erwacht mit Atemnot; evtl. mit Fieber, Husten; Schwitzen im wachen Zustand, trockene Hitze im Schlaf

→ **Sambucus nigra D 3**

Siehe auch S. 54, Schnupfen

Dosierung und Einnahmehinweise siehe Seite 19,
Erläuterungen zum Indikationsteil

Scharlach

Hauptmittel; bei plötzlichen, heftigen Beschwerden mit Fieber, Schweiß und Benommenheit; Frostgefühl, kalte Hände und Füße; Gesicht heiß und rot; hämmernde Kopfschmerzen; typisch rote „Erdbeerzunge"; trockener, brennender Mund und Rachen; hochrote Tonsillen; Engegefühl mit ständigem Schluckreiz; bellender Kitzelhusten; scharlachrote, juckende Haut, überempfindlich gegen Berührung; schlimmer durch Kälte, abends und nachts; unruhiger Schlaf mit Zuckungen und Stöhnen

→ **Belladonna D 30**

Cave: Grenzen der Selbstmedikation beachten!

Dosierung und Einnahmehinweise siehe Seite 19, Erläuterungen zum Indikationsteil

Windeldermatitis

Feuerrote Ausschläge im Windelbereich: Gesäßekzem, Herpes und Warzen im Genitalbereich; Afterjucken; starke Körperabsonderungen, übler Körpergeruch; empfindliche Fußsohlen; brennend heiße Füße, will sie aufgedeckt haben; Verlangen nach frischer Luft, möchte angefächelt werden; liegt gerne auf dem Bauch oder in Knie-Ellenbogen-Lage; Heißhunger, selbst unmittelbar nach dem Essen; sehr durstig; unruhig, überreizt, sehr sensibel; Verschlechterung tagsüber, vor allem vormittags; Besserung nachts

→ **Medorrhinum D 30**

Windelausschläge, Ekzeme und andere juckende Ausschläge; Haut macht insgesamt einen ungepflegten und ungesunden Eindruck; Brennen und Jucken der Beschwerden; unangenehmer Körpergeruch trotz Waschens; stinkende, wundmachende Absonderungen; Röte aller Körperöffnungen; die Füße sind brennend heiß und müssen unter der Decke hervorgestreckt werden; Verschlechterung gegen 11 Uhr vormittags, durch Bettwärme, durch Waschen und Baden, durch Berührung mit Wolle; besser bei trockenem, warmem Wetter

→ **Sulfur D 12**

Dosierung und Einnahmehinweise siehe Seite 19,
Erläuterungen zum Indikationsteil

Windpocken

Bewährt bei Windpocken mit großen, juckenden Blasen; besser durch kaltes Waschen; Kräfteverfall; sehr müde, blass und schläfrig; verdrießlich und ängstlich, möchte nicht alleine sein; jammert oder schreit bei Berührung

→ Antimonium tartaricum D 4

Heftig juckende Bläschen, auch eiternd, mit brennendem Schmerz; besser durch warme Anwendungen; schlimmer nachts und in Ruhe; friert, auch bei Fieber; Lymphknotenschwellungen; Zunge trocken, Zungenspitze rot; nachts sehr ängstlich und unruhig, wirft sich im Bett hin und her

→ Rhus toxicodendron D 12

Zahlreiche, juckende Bläschen um den Mund herum; aufgesprungene und schorfige Mundwinkel; Zunge dick weiß belegt; Haut sehr empfindlich gegen kaltes Wasser; Jucken schlimmer nachts und in Bettwärme, besser durch warmes Baden; oft reizbare, widerspenstige, übellaunige Kinder, möchten nicht angesehen oder angefasst werden

→ Antimonium crudum D 6

Dosierung und Einnahmehinweise siehe Seite 19,
Erläuterungen zum Indikationsteil

Zahnungsbeschwerden

Heftige Schmerzen; weinerliche Unruhe; eine Wange gerötet, die andere blass; Kind ist gereizt, launisch, unerträglich und will immer herumgetragen werden; Durchfälle unverdaut oder grün wie gehackter Spinat; schlechter nachts, raubt Eltern den Schlaf

→ **Chamomilla D 6**

Verzögerte und schwierige Zahnung bei eher dicken, blassen, trägen Kindern; viel Schweiß, besonders nachts am Hinterkopf, oft säuerlich; kalte, feuchte Füße; Verlangen nach Unverdaulichem; saures Erbrechen; Milchunverträglichkeit; Durchfall; Zahnungsfieber

→ **Calcium carbonicum D 30**

Verzögerte und schwierige Zahnung bei eher dünnen, zarten, lebhaften und anämischen Kindern; übellaunig und schlaff; kalte Extremitäten; schwache Verdauung

→ **Calcium phosphoricum D 30**

Heißes, gerötetes Gesicht; Zahnfleisch dick geschwollen; plötzlicher Beginn, häufig mit Fieber und Schweiß; Kind unruhig, benommen; evtl. sind die Pupillen erweitert

→ **Belladonna D 30**

Sehr schmerzhaftes, geschwollenes Zahnfleisch, dunkelrot und blau; Zähne schnell kariös nachdem sie durchgebrochen sind; evtl. mit aashaften Stühlen und unstillbarem Erbrechen

→ **Kreosotum D 6**

Dosierung und Einnahmehinweise siehe Seite 19,
Erläuterungen zum Indikationsteil

Teil II
Monographien

ACIDUM HYDROFLUORICUM

AS Flusssäure; Acidum fluoricum; HF

BI Abszess; Alkoholismus; Apoplexie; Augenerkrankungen; Dekubitus; Fisteln; Gonorrhoe; Haarausfall; Hämorrhoiden; Knochenschmerzen; Krampfadern; Kopfschmerz; Leberzirrhose; Ödeme; Otorrhoe; Panaritium; Peritonitis; Schweiß; Struma; Sonnenallergie; Syphilis; Zahnerkrankungen

CH Langsam, tiefwirkend bei chronischen Leiden v. a. der Knochen, Haut, Venen und lymphatischen Organe; alte und vorzeitig gealterte Menschen, dünn, mit schwacher Konstitution, jedoch energisch, selbstzufrieden; gleichgültig gegen Familie und Partner; langwierige Fisteln und Geschwüre; intensives Hautjucken und Brennen; stinkende Schweiße der Hände und Füße; ekzematöse, pustulöse Hautausschläge; Haarausfall; Schmerz in Röhrenknochen; Knochentumore; Zahnkaries; Verdauungsstörungen; Blähungen, Aufstoßen; Abneigung gegen Kaffee; Verlangen nach stark gewürzten Speisen, kaltem Wasser; ständig hungrig

MO ↑ Kälte; kalte Anwendungen; Gehen im Freien
↓ Wärme; Wein

M Vorschrift 5a und 7, HAB; Komm.D+

AS = Ausgangsstoff, Verschreibungsstatus; BI = Bewährte Indikationen;
CH = Charakteristika; MO = Modalitäten; M = Herstellungsvorschrift,
Kommission-D-Monographie
Näheres siehe Seite 21, Erläuterungen zum Monographieteil

ACIDUM NITRICUM

AS Salpetersäure; HNO_3

BI Analfissuren; Aphthen; Arthritis; Bronchialasthma; Brustwarzenentzündung; Durchfall; Enteritis; Erkältungsneigung; Gastritis; Hämorrhagien; Hämorrhoiden; Kolitis; Kopfschmerz; Mundgeruch; Nephritis; Geräusch oder Schmerz im Ohr; Pharyngitis; Pyelonephritis; Rhinitis; Stomatitis; Ulzerationen; Urethritis; Vaginitis; Warzen; Zahnfleischbluten

CH Wirkort bevorzugt dort, wo Schleimhaut und Haut aneinander grenzen; Neigung zu Fissuren und Ulzerationen; Geschwüre wie rohes Fleisch, leicht blutend, stinkende, ätzende Sekretion; splitterartige Schmerzen, erscheinen und verschwinden plötzlich; große körperliche Schwäche mit Zittern (muss sich hinlegen); friert und fröstelt leicht; widerlicher Geruch aller Absonderungen; Harn wird beim Urinieren als kalt empfunden; wechselnder Stuhl; Schmerz beim Stuhlgang (hält stundenlang an); Kopfschmerz mit Bandgefühl; großer Durst; Übelkeit nach dem Essen; Verlangen nach Fettem, Unverdaulichem; Milchunverträglichkeit; sehr unzufrieden; unbewegt durch Entschuldigungen; rachsüchtig; wortkarg, ärgerlich, ruhelos, störrisch, geräuschempfindlich; Angst um die Gesundheit; Furcht vor dem Tod

MO ↑ durch Fahren

↓ abends; nachts; Wetterwechsel; Kälte; Berührung

M Vorschrift 5a und 7, HAB; Komm.D+

AS = Ausgangsstoff, Verschreibungsstatus; BI = Bewährte Indikationen;
CH = Charakteristika; MO = Modalitäten; M = Herstellungsvorschrift,
Kommission-D-Monographie
Näheres siehe Seite 21, Erläuterungen zum Monographieteil

ACIDUM OXALICUM

AS Oxalsäure; $C_2H_2O_4 \cdot 2H_2O$

BI Angina pectoris; Enuresis; Gelenkschmerzen; Gicht; Hexenschuss; Hodenschmerzen; Kopfschmerz; Lähmungen; Meningitis; Neuralgien; Neurasthenie; Rheumatismus; Samenstrangneuralgie

CH Wirkt besonders auf das Nervensystem, den Bewegungsapparat, das Herz, die Harnwege und den Verdauungstrakt; alle Beschwerden verschlechtern sich deutlich durch Daran-Denken; neuralgische Schmerzen, lanzinierend, heftig und oft an kleinen Stellen; nervöser Stimmverlust; Rheumatismus, vorwiegend links mit Taubheitsgefühl, Schwäche; Angina pectoris, Stiche in der Brust (linker Lungenflügel) nehmen den Atem; Herzklopfen; Haut marmoriert, kalt, taub; blaue Nägel; beim Rasieren wie wund gescheuert; Brennen in der Harnröhre als wolle ein Tropfen scharfer Urin heraus; Sodbrennen, Magenschmerzen, bitteres, saures Aufstoßen, schlechter nachts

MO ↓ beim Daran-Denken; geringste Berührung

M Vorschrift 5a und 6, HAB; Komm.D+

AS = Ausgangsstoff, Verschreibungsstatus; BI = Bewährte Indikationen; CH = Charakteristika; MO = Modalitäten; M = Herstellungsvorschrift, Kommission-D-Monographie
Näheres siehe Seite 21, Erläuterungen zum Monographieteil

ACIDUM PHOSPHORICUM

AS Phosphorsäure; H_3PO_4

BI Apathie; Blähungen; Diabetes; chronischer Durchfall; geistige oder allgemeine Erschöpfung; Gedächtnisschwäche; Gelenkschwäche; Haarausfall; nervöse Herzbeschwerden; Heimweh; Impotenz; Kopfschmerz; Rachitis; Rückenschmerzen; Schlafsucht am Tag; Schlaflosigkeit nachts; Schwäche; Schwindel; Sehschwäche; Stillzeit: Erschöpfung; Trauer; Zahnfleischbluten

CH Folgen von geistiger Überanstrengung, Kummer und Sorgen, schwerer Krankheit oder schnellem Wachstum; rasche Ermüdung, blass, matt, nervös; Frieren abwechselnd mit erschöpfenden Schweißen; reichlich Harnabgang; Regel zu früh, zu lang, zu stark; Verlangen nach saftigen Dingen, Obst; Kopfschmerz an Schläfe oder Scheitel, besonders bei Schulkindern; Schwächegefühl; mag keine Gesellschaft; frühzeitiges Ergrauen der Haare; Haare dünnen aus; milchig-weiße, schmerzlose Durchfälle

MO ↑ Wärme; Ruhe; frische Luft
↓ Kälte; Nässe; Zugluft; Licht und Lärm; Überanstrengung; Verlust von Körperflüssigkeiten

M Vorschrift 5a und 7, HAB; Komm.D+

AS = Ausgangsstoff, Verschreibungsstatus; BI = Bewährte Indikationen; CH = Charakteristika; MO = Modalitäten; M = Herstellungsvorschrift, Kommission-D-Monographie
Näheres siehe Seite 21, Erläuterungen zum Monographieteil

ACIDUM PICRINICUM

AS   Pikrinsäure, 2,4,6-Trinitrophenol; $C_6H_3N_3O_7$

BI   Perniziöse Anämie; Ataxie; Enuresis; Erotomanie; geistige oder allgemeine Erschöpfung; Furunkel; Gelbsucht; Hautkrankheiten; Kopfschmerz; Lähmungen; Lebererkrankungen; Neurasthenie; Priapismus; Pruritus vulvae; Schreibkrampf; Schwäche; Urämie

CH   Wirkt stark auf das ZNS; Nervenschwäche mit verminderter Lebenskraft, erschöpft, teilnahmslos; geistige Ermüdung; Mangel an Willenskraft; Abneigung gegen Arbeit; Depression; Gleichgültigkeit; berstender Kopfschmerz, meist im Hinterkopf, schlechter durch geistige Anstrengung (Studenten, Geschäftsleute); Schwindel; Ohrgeräusche; Furunkel im Gehörgang, Nacken; Rücken schwach, schmerzhaft; Brennen entlang der Wirbelsäule; „Ameisenlaufen" an den Extremitäten; müdes, schweres Gefühl des ganzen Körpers; kalte Füße; Urin spärlich; nächtlicher Harndrang; Prostatavergrößerung; sexuelle Erregung mit starken Erektionen (teils schmerzhaft) und reichlichen Samenergüssen, als Folge große Schwäche und Impotenz

MO   ↑ kalte Luft, kaltes Wasser
       ↓ Wärme; Sonne; geringste Anstrengung (v. a. geistige Anstrengung)

M   Vorschrift 5a und 7, HAB; Komm. D+

AS = Ausgangsstoff, Verschreibungsstatus; BI = Bewährte Indikationen;
CH = Charakteristika; MO = Modalitäten; M = Herstellungsvorschrift,
Kommission-D-Monographie
Näheres siehe Seite 21, Erläuterungen zum Monographieteil

ACIDUM SULFURICUM

AS Schwefelsäure; H_2SO_4

BI Alkoholismus; Aphthen; Bronchialasthma; Bronchitis; hämorrhagische Diathese; Durchfall; Ekchymosen; Erschöpfung; Exanthem; Gastritis; Hämorrhoiden; Kopfschmerz; umweltbedingte Krankheiten; rheumatische Schmerzen; Wechseljahre

CH Große Erschöpfung und Schwäche mit Zittern; innerliches Zittern; sehr hastig, tut alles in Eile; einsilbig; niedergeschlagen; gereizt; frostig; Hitzewallungen gefolgt von Zittern oder kalten Schweißen; Gefühl als wäre das Gehirn locker und fiele hin und her; Schmerzen beginnen allmählich, hören plötzlich auf; Körpersekrete sauer; Hautgeschwüre; heftiges Hautjucken; Magen schlaff; jedes Getränk, das nicht Alkohol enthält, erkältet den Magen; ermüdender Reizhusten; Blutungsneigung; Gangrän nach Verletzungen; bekommt leicht Blutergüsse; schwarze Blutungen aus allen Körperöffnungen; empfindlich gegen Berührung, Dämpfe, Abgase

MO ↑ Wärme; heiße Getränke
↓ Kälte; frische Luft; vormittags

M Vorschrift 5a und 7, HAB; Komm.D+

AS = Ausgangsstoff, Verschreibungsstatus; BI = Bewährte Indikationen; CH = Charakteristika; MO = Modalitäten; M = Herstellungsvorschrift, Kommission-D-Monographie
Näheres siehe Seite 21, Erläuterungen zum Monographieteil

ACONITUM

AS   Blauer Eisenhut; *Aconitum napellus* L.; Verschreibungspflicht bis einschließlich D 3

BI   Angina pectoris; Augenentzündung; Augenverletzungen; Bindehautentzündung; Blasenentzündung; Bronchitis; Brustdrüsenentzündung; Durchfall; Endokarditis; Geburtserleichterung; Halsschmerz; Heiserkeit; nervöse Herzstörungen; Husten; Fieber; grippaler Infekt; Ischialgie; Kollaps; Kopfschmerz; Lungenentzündung; Mittelohrentzündung; Nasennebenhöhlenentzündung; Neuralgien; Ohnmacht; Panik; Pseudokrupp; Rheumatismus; Röteln; Schnupfen; Schock; Schwindel; Sonnenstich; Trigeminusneuralgie; Unruhe

CH   Plötzlicher und heftiger Beginn einer akuten, fieberhaften Erkrankung; Frieren mit Schüttelfrost; hohes Fieber ohne Schweiß; große Angst und Unruhe; Herzklopfen; harter, voller Puls; Gesicht heiß und rot; Haut trocken; großer Durst auf kaltes Wasser; akute Entzündungen in allen Organen; Katarrhe der Augen, Ohren, Nase, der Bronchien, des Magen-Darm-Kanals; Überempfindlichkeit der Sinne gegen Licht, Geräusche, Gerüche, Berührung; Taubheitsgefühl und Kribbeln; unerträgliche, reißende, brennende Schmerzen; Erkrankungen oft Folge von kaltem Wind, aber auch von sehr heißem Wetter, von unterdrückten Absonderungen oder Folgen von Schreck, Schock; Panikattacken mit großer Angst und qualvoller Unruhe; Todesangst; Vorahnungen; Alpträume; Schlaflosigkeit; Konstitution oft kräftig und vollblütig

MO   ↑ frische Luft; bei Schweißausbruch; Eintreten von Absonderungen

        ↓ abends; nachts; um Mitternacht; Wärme; Druck

M   Vorschrift 2a und 7, HAB; Komm.D+

AS = Ausgangsstoff, Verschreibungsstatus; BI = Bewährte Indikationen;
CH = Charakteristika; MO = Modalitäten; M = Herstellungsvorschrift,
Kommission-D-Monographie
Näheres siehe Seite 21, Erläuterungen zum Monographieteil

AESCULUS

AS   Geschälte Samen der Rosskastanie; *Aesculus hippocastanum* L.

BI   Analerkrankungen; Gebärmuttervorfall; Hämorrhoiden; Husten; Kopfschmerz; Krampfadern; Lebererkrankungen; Rachenentzündung; Rückenschmerzen; venöse Stauungen; Verstopfung

CH   Wirkt besonders auf Schleimhäute, venöses System, unteren Darmabschnitt, Beckenorgane und Rücken; Schleimhäute trocken, geschwollen, mit Brennen und Rohheitsgefühl; Blutfülle mit Stauungen im venösen System; Krampfadern; Hämorrhoiden mit Schmerzen wie von Holzstückchen im Rektum, selten blutend; heftige Schmerzen im After nach dem Stuhlgang, manchmal Verstopfung; bei Frauen gelber, zäher Ausfluss, Gebärmuttervorfall, Pochen und Klopfen hinter dem Schambein; dumpfe und beständige Rückenschmerzen in Kreuzbein- und Hüftgegend, schlechter durch Bücken und Gehen; Patienten sind eher mürrisch, reizbar; dumpfes Gemüt

MO   ↑ im Freien, im Sommer
       ↓ Gehen

M   Vorschrift 3a und 7, HAB; Komm.D+

AS = Ausgangsstoff, Verschreibungsstatus; BI = Bewährte Indikationen;
CH = Charakteristika; MO = Modalitäten; M = Herstellungsvorschrift,
Kommission-D-Monographie
Näheres siehe Seite 21, Erläuterungen zum Monographieteil

AETHUSA

AS Blühende Hundspetersilie mit unreifen Früchten; *Aethusa cynapium* L.

BI Aphthen; Durchfall; Epilepsie; Erbrechen; Kolik; Konzentrationsschwäche; Kopfschmerz; Milchunverträglichkeit; Pylorospasmus; Schwindel; Verstopfung; Zahnungsbeschwerden

CH Brechdurchfall der Kinder im Sommer; ausgeprägte Unfähigkeit Milch zu verdauen; heftiges schmerzhaftes Erbrechen kurz nach dem Trinken von Milch, anschließend große Schwäche und Schläfrigkeit; sofort wieder hungrig; heftige Magenkrämpfe mit nach unten gerichteten Augen; Schweißausbrüche; gelb-grünliche, schleimige Durchfälle mit rasch zunehmender Erschöpfung; Kopfschmerzen bessern sich durch Blähungs- bzw. Stuhlabgang; blasses Gesicht mit ängstlichem, eingefallenem Ausdruck; unzufrieden und reizbar, unfähig sich zu konzentrieren

MO ↑ im Freien
↓ Wärme; Sommer; Sonnenhitze

M Vorschrift 3a und 7, HAB; Komm.D+

AS = Ausgangsstoff, Verschreibungsstatus; BI = Bewährte Indikationen;
CH = Charakteristika; MO = Modalitäten; M = Herstellungsvorschrift,
Kommission-D-Monographie
Näheres siehe Seite 21, Erläuterungen zum Monographieteil

AGARICUS

AS Fruchtkörper des Fliegenpilzes; *Amanita muscaria* (L.) Pers.

BI Bettnässen; Bronchitis; Chorea; Epilepsie; Erfrierungen; Frostbeulen; Ischias; Klimakterium; Koordinationsstörungen; Konzentrationschwierigkeiten; Kopfschmerz; Krämpfe; Multiple Sklerose; Sehstörungen; Spasmen; Sprachstörungen; Stottern; Tics; Verbrennungen

CH Euphorisch, wie berauscht; geschwätzig; sowohl überlebendig (psychisch und motorisch unruhig), als auch gleichgültig, apathisch, geistig verwirrt; gesteigertes Selbstbewusstsein; Entwicklungsverzögerungen: spätes und undeutliches Sprechenlernen, spätes Gehenlernen; geistig etwas zurückgebliebene Kinder; langsam im Lernen; schlechtes Gedächtnis; große Angst vor Krankheit; äußerst empfindlich gegen kalte Luft; Erkältungsneigung; diagonal auftretende Beschwerden (z. B. rechte Schulter und linke Hüfte); Jucken, Taubheit, Ameisenlaufen und Rötung der Haut; Empfindung als würde der Körper von heißen oder kalten Nadeln durchbohrt; Wirbelsäule sehr berührungsempfindlich

MO ↑ langsame, sanfte Bewegung; Schlaf
↓ vor Gewitter; kalte Luft; Druck; nach Essen; nach geistiger Anstrengung; nach Geschlechtsverkehr

M Vorschrift 3a und 7, HAB; Komm.D+

AS = Ausgangsstoff, Verschreibungsstatus; BI = Bewährte Indikationen;
CH = Charakteristika; MO = Modalitäten; M = Herstellungsvorschrift,
Kommission-D-Monographie
Näheres siehe Seite 21, Erläuterungen zum Monographieteil

AGNUS CASTUS

AS Reife Früchte des Mönchspfeffers; *Vitex agnus-castus* L.

BI Agalaktie; Analfissuren; Depressionen; Fluor; Gicht; Gonorrhoe; Hodenschwellung, -verhärtung; Impotenz; Milchmangel; Milzschwellung, -verhärtung; Neurasthenie; Rheumatismus; Verrenkungen; Verstauchungen

CH Hauptwirkung auf den Sexualbereich; vorzeitiges Altern mit Apathie, Melancholie und Selbstvorwürfen durch sexuelle Ausschweifungen; depressive Stimmung mit fixer Idee von herannahendem Tod; Zerstreutheit, Schläfrigkeit, Nachlassen der Verstandeskraft; bei Männern Impotenz, Geschlechtsteile kalt, erschlafft, Verlangen fehlt; Hoden geschwollen, hart, schmerzhaft; bei Frauen spärliche Menses, Fluor hinterlässt gelbe Flecken; Ausbleiben von Milch nach der Geburt mit depressiver Stimmung; Nervenschwäche; Einbildung von Herings- oder Moschusgeruch; „fressendes Jucken" an verschiedenen Stellen, v. a. den Augen; Pupillen erweitert; Milzschwellung und -verhärtung; tiefe Analfissuren; Empfindung als würden die Eingeweide nach unten gedrückt; Verrenkungsschmerz

M Vorschrift 4a und 7, HAB; Komm.D+

AS = Ausgangsstoff, Verschreibungsstatus; BI = Bewährte Indikationen;
CH = Charakteristika; MO = Modalitäten; M = Herstellungsvorschrift,
Kommission-D-Monographie
Näheres siehe Seite 21, Erläuterungen zum Monographieteil

ALFALFA

AS   Blühendes Kraut von Alfalfa; *Medicago sativa* L.

BI   Diabetes insipidus; Milchmangel; Nervosität; Phosphaturie; Schlaflosigkeit

CH   Bei Störungen des vegetativen Nervensystems, Schlafstörungen, Nervosität; häufiger Harndrang; Appetit vermindert oder zum Heißhunger gesteigert; Blähungen nach dem Essen; normalisiert den Appetit und die Verdauung, führt zur Gewichtszunahme; stärkt geistige und körperliche Leistungsfähigkeit; bei Milchmangel und zur Qualitätsverbesserung der Milch in der Stillzeit; führt zu allgemeinem Wohlgefühl und tiefem, erholsamem Schlaf

M   Vorschrift 2a und 7, HAB; Komm.D+

AS = Ausgangsstoff, Verschreibungsstatus; BI = Bewährte Indikationen; CH = Charakteristika; MO = Modalitäten; M = Herstellungsvorschrift, Kommission-D-Monographie
Näheres siehe Seite 21, Erläuterungen zum Monographieteil

ALLIUM CEPA

AS   Küchenzwiebel; *Allium cepa* L.

BI   Bronchitis; Durchfall; Erkältung; Heuschnupfen; Konjunktivitis; Kopfschmerz; Laryngitis;Nasennebenhöhlenentzündung; Neuralgien; Phantomschmerz; Schnupfen

CH   Wirkung vor allem auf die Nase; Nasenfluss scharf und wundmachend; Tränen mild; reichlich dünne, wässrige Absonderung „wie aus dem Wasserhahn"; Gefühl von Rohsein in der Nase; benommener Kopf bei Schnupfen; Kopfschmerz bei Rhinitis, schlimmer beim Schließen der Augen; Erkältungen greifen auf Bronchien und Kehlkopf über; Heuschnupfen mit verstopfter Nase; heftig juckende, wunde Nase, Augenwinkel bitzeln; fadenförmig empfundene, neuralgische Schmerzen; Verlangen nach Zwiebeln; Abneigung gegen Gurken, die auch schlecht vertragen werden; Durchfall mit stinkenden Blähungen; Urin sehr reichlich ist typisch

MO   ↑ im Freien; in Kühlung
↓ in Wärme; abends

M   Vorschrift 2a und 7, HAB; Komm.D+

AS = Ausgangsstoff, Verschreibungsstatus; BI = Bewährte Indikationen;
CH = Charakteristika; MO = Modalitäten; M = Herstellungsvorschrift,
Kommission-D-Monographie
Näheres siehe Seite 21, Erläuterungen zum Monographieteil

189

ALOE

AS   Saft der Blätter der Haifischzahnlilie; *Aloe ferox, Aloe africana* und *Aloe socotrina* MILLER

BI   Durchfall; Hämorrhoiden; Hexenschuss; Kolitis; Sphinkterschwäche; unwillkürlicher Stuhlabgang

CH   Venöse Stauung im ganzen Körper, die durch Pfortaderstauung und Abdominalplethora hervorgerufen wird; kongestive Kopfschmerzen über der Stirn, muss Augen teilweise schließen; Bauch fühlt sich schwer, gebläht, voll und heiß an; Unsicherheitsgefühl im After: Stuhlabgang (unbemerkt, unfreiwillig) beim Windabgang oder Urinieren; Hämorrhoiden traubenförmig hervortretend, blutend, brennend, stechend; Brennen im After; Durchfall besonders frühmorgens; Durchfall mit Gasabgang; Stuhldrang sofort nach dem Essen und Trinken; Hexenschuss abwechselnd mit Hämorrhoiden und Kopfschmerz; ängstlich; ruhelos; ärgerlich; Abneigung gegen geistige und körperliche Betätigung

MO   ↑ Kälte; kalte Anwendungen
         ↓ morgens; in Wärme; nach dem Essen

M   Vorschrift 4a und 6, HAB; Komm.D+

AS = Ausgangsstoff, Verschreibungsstatus; BI = Bewährte Indikationen; CH = Charakteristika; MO = Modalitäten; M = Herstellungsvorschrift, Kommission-D-Monographie
Näheres siehe Seite 21, Erläuterungen zum Monographieteil

ALUMINA

AS Aluminiumoxid; Tonerde; Aluminium oxydatum; Al_2O_3

BI Morbus Alzheimer; Aphonie; Ataxie; Depression; Fluor albus; Haarausfall; Halsschmerz; Hautausschläge; Heiserkeit; Konjunktivitis; Kopfschmerz; Lähmung der Beine; Multiple Sklerose; Schleimhautkatarrhe; Speiseröhrenkrampf; Verstopfung; Wadenkrämpfe

CH Alumina wirkt langsam aber tiefgreifend bei chronischen Leiden; die Konstitution ist durch Alter oder häufige Erkrankungen geschwächt; magere, frostige Personen, blass und müde, mit absonderlichem Appetit auf Unverdauliches wie Kreide, Kalk o. ä.; ängstliche Träume; mürrisch-ärgerliches Gemüt; verwirrt; niedergeschlagen; hastiges Wesen; Koordinationsstörungen der Gliedmaßen; Arme wie gelähmt; Taubheitsgefühl in den Fersen; Mastdarm und Blasenschließmuskelschwäche; trockene Haut und Schleimhäute; große Erkältlichkeit; wunde, schorfige Nase; Kopfschmerz, morgens mit Schwindel und Verstopfung; chronische Verstopfung bei Kindern

MO ↑ abends; im Freien
↓ morgens; trockene Kälte; Kartoffeln; Alkohol

M Vorschrift 8a und 6, HAB; Komm.D+

AS = Ausgangsstoff, Verschreibungsstatus; BI = Bewährte Indikationen;
CH = Charakteristika; MO = Modalitäten; M = Herstellungsvorschrift,
Kommission-D-Monographie
Näheres siehe Seite 21, Erläuterungen zum Monographieteil

AMBRA

AS Ausscheidungsprodukt aus dem Darm des Pottwals; Ambra grisea; grauer Amber

BI Abmagerung; Asthma; Depression; Erschöpfungszustände; Herzklopfen; Husten; Hysterie; Kummer; Nervosität; Neurasthenie; Schlaflosigkeit; Schüchternheit; Schwindel

CH Große nervöse Überempfindlichkeit; oft bei Kindern, alten Menschen; mager; hysterisch; schüchtern; Gegenwart anderer macht verlegen, ängstlich und verschlimmert z. B. den nervösen Husten mit Aufstoßen; vieles Sprechen verursacht Zittern, Unruhe, Schlaflosigkeit; geht müde ins Bett, ist hellwach sobald der Kopf das Kissen berührt; kann gut vor dem Fernseher schlafen; Herzklopfen, Atemnot bei geringem Anlass; Schwindel; Musik bringt zum Weinen; leichtes Erröten; Taubheitsgefühl einzelner Körperteile; Zuckungen; Krämpfe; einseitige Beschwerden z. B. Schweiße; Stuhlgang nur möglich wenn niemand in der Nähe ist; Auftreibung des Magens und Abdomens; Juckreiz an den Genitalien; Zwischenblutungen durch leichte Anstrengung

MO ↑ im Freien; Kälte
↓ Musik; Wärme; Erregung

M Vorschrift 7 und Sondervorschrift, HAB; Komm.D+

AS = Ausgangsstoff, Verschreibungsstatus; BI = Bewährte Indikationen;
CH = Charakteristika; MO = Modalitäten; M = Herstellungsvorschrift,
Kommission-D-Monographie
Näheres siehe Seite 21, Erläuterungen zum Monographieteil

ANACARDIUM

AS Reife Früchte des Elefantenlausbaums (Malakkanuss); *Semecarpus anacardium* L.

BI Akne vulgaris; Dyspepsie; geistige Erschöpfung; Gedächtnisschwäche; Hauterkrankungen; Hypochondrie; Hysterie; Konzentrationsschwierigkeiten; Prüfungsangst; Ulcus duodeni; stumpfe Verletzungen; Verstopfung; Wahnsinn

CH Hauptwirkung auf ZNS, Magen-Darm-Trakt, Haut; nervenschwach mit wenig Selbstvertrauen; schnell beleidigt; Drang zu fluchen, vulgäre Sprache; argwöhnisch; boshaft; glaubt von zwei Willen beherrscht zu werden, wie gespalten; Gedächtnis beeinträchtigt; Schärfe der Sinneswahrnehmungen wechselt; Pflockgefühl in Körperöffnungen und Organen, Bandgefühl um Körper oder Körperteile; Leeregefühl im Magen; Magenschmerzen durch Essen für 1–2 Stunden gebessert; erfolgloser Stuhldrang, Rektum kraftlos, wie zugestöpselt; Ekzem mit starkem Juckreiz, besser durch heißes Wasser

MO ↑ Essen
↓ heiße Anwendungen

M Vorschrift 4a und 7, HAB; Komm.D+

AS = Ausgangsstoff, Verschreibungsstatus; BI = Bewährte Indikationen;
CH = Charakteristika; MO = Modalitäten; M = Herstellungsvorschrift,
Kommission-D-Monographie
Näheres siehe Seite 21, Erläuterungen zum Monographieteil

ANTIMONIUM CRUDUM

AS Stibium sulfuratum nigrum; Antimon(III)-sulfid; Sb_2S_3

BI Durchfall; Dyspepsie; Erbrechen; Ekzeme; Fieber; Gastritis; Hämorrhoiden; Heiserkeit; Hühneraugen; Hyperkeratosen; Katarrh; Milchschorf; verkrüppelte Nägel; Nesselsucht; Rhagaden; Sonnenstich; Übelkeit; Verstopfung; Warzen; Windpocken

CH Wirkt besonders auf Magen-Darm-Trakt und Haut; Überessen und Durcheinanderessen führen zu Übelkeit, Erbrechen, Völlegefühl, Aufstoßen und Diarrhoe; charakteristisch ist die dick weiß belegte Zunge, wie getüncht; Warzen und Schwielen an der Haut; wunde und hornige Füße; Rhagaden und krustige, eitrige, juckende Ekzeme; Aphthen; Durchfall und Verstopfung wechseln ab; schleimabsondernde Hämorrhoiden; der „mürrische Vielfraß", übellaunig, widerspricht viel; Kind kann es nicht ertragen angefasst oder angesehen zu werden; jammervolle Stimmung; möchte sich am liebsten erschießen

MO ↑ Ruhe; frische Luft
↓ durch Hitze (v. a. Sonnenhitze); kaltes Baden

M Vorschrift 8a und 6, HAB; Komm.D+

AS = Ausgangsstoff, Verschreibungsstatus; BI = Bewährte Indikationen;
CH = Charakteristika; MO = Modalitäten; M = Herstellungsvorschrift,
Kommission-D-Monographie
Näheres siehe Seite 21, Erläuterungen zum Monographieteil

ANTIMONIUM TARTARICUM

AS Brechweinstein; Kalium stibyltartaricum; $C_8H_4K_2O_{12}Sb_2 \cdot 3\,H_2O$; Verschreibungspflicht bis einschließlich D 3

BI Alkoholismus; Asthma; Bronchitis; Cholera; Durchfall; Emphysem; Erbrechen; intermittierendes Fieber; Geschmacksstörungen; Hautausschläge; Hexenschuss; Husten; Keuchhusten; Lungenentzündung; Morbus Parkinson; Rheumatismus; Übelkeit; Verdauungsstörungen; Windpocken; Zittern

CH Häufig bei Kindern und alten Leuten; Atemwegserkrankungen, grobes Rasseln durch viel Schleim, kann nur wenig abgehustet werden; Atmung rasch, schwierig; Atemnot, muss aufrecht aufsitzen; Gesicht blass oder zyanotisch mit kaltem Schweiß; große Schläfrigkeit, Schwäche bis zu komatösem Zustand; Zittern von Kopf und Händen; „innerliches Zittern"; heftige Übelkeit, Erbrechen bessert; choleraartige Durchfälle; Zunge dick weiß belegt, rote Ränder; Verlangen nach Saurem, aber unverträglich; pustulöse Hautausschläge; verzweifelt, Furcht vor Alleinsein; Kind will getragen, aber nicht berührt werden

MO ↑ aufrechtes Sitzen; Erbrechen; Aufstoßen; Auswurf
↓ abends; feucht-warmes Wetter; Wärme

M Vorschrift 5a und 6, HAB; Komm.D+

AS = Ausgangsstoff, Verschreibungsstatus; BI = Bewährte Indikationen; CH = Charakteristika; MO = Modalitäten; M = Herstellungsvorschrift, Kommission-D-Monographie
Näheres siehe Seite 21, Erläuterungen zum Monographieteil

APIS

AS Honigbiene; *Apis mellifica* L.

BI Abszess; Angina; Augenentzündung; Augenerkrankungen; Allergien; Blasenbeschwerden; Eifersucht; Entzündungen; Erysipel; Fieber; Furunkel; Gereiztheit; Gelenkschmerzen; Halsschmerz; Herzerkrankungen; Husten; Insektenstich; Kopfschmerz; Meningitis; Mittelohrentzündung; Nagelbettentzündung; Nephritis; Nesselsucht; Ödeme; Rheumatismus; Schmerzen; Schwangerschaft: Ödeme; Sonnenstich; Urethritis; Verbrennungen; Wassersucht

CH Entzündungen, die Bienenstichen gleichen; blassrot-rote, ödematöse Schwellungen; stechende, brennende Schmerzen; sehr berührungsempfindlich; Haut, Schleimhäute und seröse Häute sind besonders betroffen; Beschwerden oft auf rechter Seite bzw. wandern von rechts nach links; adynamisches Fieber ohne Durst; schläfrig, benommen; wie zerschlagen; Kopfschmerz heftig mit Hitzegefühl; Atemnot; wie eingeschnürt an Hals, Blase; Harnwegsinfekte, Stechen und Brennen beim Wasserlassen; Urin spärlich; Harnverhalten; Nephritis; Auffahren aus dem Schlaf; eifersüchtig; unruhig, nervös; lässt Dinge fallen; selten zufrieden; Konzentration schwierig

MO ↑ Kälte; im Freien; Abdecken; kalte Anwendungen
↓ Hitze; in warmen Räumen; Berührung; Sonne; rechte Seite

M Vorschrift 4b und 7; HAB; Komm.D+

AS = Ausgangsstoff, Verschreibungsstatus; BI = Bewährte Indikationen; CH = Charakteristika; MO = Modalitäten; M = Herstellungsvorschrift, Kommission-D-Monographie
Näheres siehe Seite 21, Erläuterungen zum Monographieteil

ARGENTUM NITRICUM

AS   Silbernitrat; $AgNO_3$; Verschreibungspflicht bis einschließlich D 3

BI   Anämie; Augenentzündung; Augenerkrankungen; Blähungen; Durchfall; Dyspepsie; Epilepsie; Erysipel; Flatulenz; Gastritis; Halserkrankungen; Herpes zoster; Höhenangst; Impetigo; Kopfschmerz; Lähmung; Lampenfieber; Neuralgie; Panik; Prostatavergrößerung; Prüfungsangst; Schwindel; Sodbrennen; Völlegefühl; Warzen; Zungengeschwüre

CH   Konstitutionell für abgemagerte Menschen mit frühzeitig gealtertem Aussehen; immer in Eile, gehetzt, nervös und hastig mit diversen Ängsten und Neurosen; Hauptwirkungsrichtung zielt auf das Nervensystem und die Verdauungsorgane; Leitsymptome sind: Verlangen nach Süßem, aber Unverträglichkeit; Durchfälle mit heftigen Blähungen; Zittern; Unverträglichkeit von Hitze; Schleimhautentzündungen mit Splitterschmerz

MO   ↑ durch Aufstoßen; frische Luft; Kälte; Druck
       ↓ Süßigkeiten; linke Seite; Wärme in jeder Form; nachts; kaltes Essen; nach dem Essen; während der Menstruation; Gemütsbewegungen

M   Vorschrift 5a und 7, HAB; Komm.D+

AS = Ausgangsstoff, Verschreibungsstatus; BI = Bewährte Indikationen;
CH = Charakteristika; MO = Modalitäten; M = Herstellungsvorschrift,
Kommission-D-Monographie
Näheres siehe Seite 21, Erläuterungen zum Monographieteil

ARNICA

AS Wurzelstock des Bergwohlverleihs; *Arnica montana* L.

BI Angina pectoris; Apoplexie; Augenverletzungen; Blasenbeschwerden nach OP; Blutungen; Durchfall; Ekchymosen; Fieber; Furunkel; Geburtserleichterung; Geburtsfolgen; Gehirnerschütterung; Gicht; Grippe; Hämatome; Hauterkrankungen; Heiserkeit; Hypertonie; Knochenbrüche; Kopfschmerz; Mundgeruch; Muskelkater; postoperative Zustände; Prellung; Quetschung; Rheumatismus; Schädeltrauma; Schock; Trauer; Überanstrengung; Varizen; offene und stumpfe Verletzungen (Sportverletzungen); Zahnextraktion; Zerschlagenheit

CH Akute Verletzungen, aber auch lange zurückliegende Traumata auf körperlicher, seelischer und geistiger Ebene; Folgen von Überanstrengung und Übermüdung, Unfall, Schock; behauptet, ihm fehle nichts; schickt den Arzt fort; Angst vor Annäherung und Berührung; Zerschlagenheit; Schwäche; Empfindlichkeit des ganzen Körpers; Blutandrang zum Kopf; übelriechende Absonderungen; mürrisch; widerspenstig; will alleine gelassen werden

MO ↑ Hinlegen (Kopf tiefliegend)
↓ Berührung; Bewegung; Erschütterung

M Vorschrift 4a und 7, HAB; Komm.D+

AS = Ausgangsstoff, Verschreibungsstatus; BI = Bewährte Indikationen;
CH = Charakteristika; MO = Modalitäten; M = Herstellungsvorschrift,
Kommission-D-Monographie
Näheres siehe Seite 21, Erläuterungen zum Monographieteil

ARSENICUM ALBUM

AS Acidum arsenicosum; Arsen(III)-oxid; As_2O_3; Verschreibungspflicht bis einschließlich D 3

BI Abmagerung; Abszess; Ängste; Asthma; Augenerkrankungen; Auszehrung; Brechdurchfall; Bronchitis; Durchfall; Erbrechen; Erkältung; Erregung; Erschöpfung; Fieber; Geschwüre; Hämorrhoiden; Halsschmerz; Hautausschläge; Herzkrankheiten; Heuschnupfen; Husten; Hypochondrie; Ischialgie; Kopfschmerz; Kopfschuppen; Krebs; Lebensmittelvergiftung; Lippenherpes; Magenerkrankungen; Menstruationsstörungen; Mundgeschwüre; Panik; Schnupfen; Schuppenflechte; Schwäche; Schwangerschaft: Erbrechen, Ödeme, Übelkeit; Sepsis; Übelkeit; Unruhe; Verbrennungen; Verdauungsstörungen; Wassersucht

CH Wirkt auf alle Organe und Gewebe, ist ein wichtiges Konstitutionsmittel; Leitsymptome: Unruhe, Angst, Brennen, Erschöpfung und Verschlechterung um und nach Mitternacht (0–3 Uhr); Rastlosigkeit zwingt zu ständigem Lagewechsel und Gedankenfluss; Angst vor Alleingelassenwerden, Tod, Krankheit, Einbrechern u.v.m.; Schmerzen sind brennend, jedoch Hitze, heiße Anwendungen bessern (auch bei Brennen auf Haut und Schleimhäuten); viel Durst; erschöpft bei geringster Anstrengung; Pedanten; schnelle Auffassungsgabe, intelligent; überarbeiten sich; sehr pflichtbewusst; eher hager mit feinem evtl. ausgemergeltem Gesicht; blass; fröstelnd

MO ↑ Wärme, warme Getränke; Liegen mit erhöhtem Kopf
↓ um und nach Mitternacht; Kälte; Ruhe

M Vorschrift 6 und Sondervorschrift, HAB; Komm.D+

AS = Ausgangsstoff, Verschreibungsstatus; BI = Bewährte Indikationen;
CH = Charakteristika; MO = Modalitäten; M = Herstellungsvorschrift,
Kommission-D-Monographie
Näheres siehe Seite 21, Erläuterungen zum Monographieteil

ARUM TRIPHYLLUM

AS Wurzelstock der Zehrwurzel; *Arisaema triphyllum* (L.)
Torr (*Arum triphyllum* L.)

BI Angina; Heiserkeit; Heuschnupfen; Kehlkopfkatarrh;
Laryngitis; Parotitis; Pharyngitis; Rhinitis; Stimmverlust;
Stomatitis

CH Nase verstopft bei flüssigem, scharfem, wundmachendem
Schnupfen; muss mit offenem Mund atmen; ständiges
Nasenbohren und Zupfen an Nasenflügeln und Lippen bis
sie bluten; Risse und wunde Stellen an den Mundwinkeln;
Mundhöhle wund; reichlich wundmachender Speichel;
Heiserkeit nach stimmlicher Überanstrengung (Redner
und Sänger); Heiserkeit mit Rauheit im Kehlkopf, krampfhafter Husten, Auswurf schleimig, blutgestreift; greift
beim Husten vor Schmerz an den Hals; heftiges Brennen
und Stechen der entzündeten Schleimhäute

MO ↓ Nordwest-Wind; Hinlegen

M Vorschrift 3a und 7, HAB; Komm.D +

AS = Ausgangsstoff, Verschreibungsstatus; BI = Bewährte Indikationen;
CH = Charakteristika; MO = Modalitäten; M = Herstellungsvorschrift,
Kommission-D-Monographie
Näheres siehe Seite 21, Erläuterungen zum Monographieteil

200

ASA FOETIDA

AS Gummiharz des Stinkasants; *Ferula assa-foetida* L. und
Ferula foetida (BUNGE) REGEL

BI Blähungen; Brustdrüsenschwellung; Durchfall;
Geschwüre; Globus hystericus; Iritis; Knochenkaries;
Kopfschmerz; Ohnmacht; Orbitalneuralgie; Ozaena; Reiz-
kolon; Verstopfung

CH Venöse Konstitution mit gerötetem Aussehen; Kopfschmerzen von innen nach außen drückend, oft über den
Augenbrauen; Brennen der Augen; klopfender, bohrender
Schmerz in den Augäpfeln; Spasmen des Magens und der
Speiseröhre mit umgekehrter Peristaltik und ständigem
Aufstoßen; Flatulenz; ohnmachtsartige Schwäche; nervöse
Herzstörungen; krampfartige Engbrüstigkeit; entzündliche
und eitrige Knochenprozesse mit höchster Schmerzempfindlichkeit bei Berührung; übler Geruch der Absonderungen; Geschwüre mit bläulichen Rändern; Brustdrüsen-
schwellungen mit Milchsekretion bei Nervösen; ängstliches, hysterisches, überempfindliches Gemüt

MO ↑ Bewegung, nach Stuhlgang
↓ nachts (Knochenschmerzen); Berührung (Geschwüre)

M Vorschrift 4a und 7, HAB; Komm.D+

AS = Ausgangsstoff, Verschreibungsstatus; BI = Bewährte Indikationen;
CH = Charakteristika; MO = Modalitäten; M = Herstellungsvorschrift,
Kommission-D-Monographie
Näheres siehe Seite 21, Erläuterungen zum Monographieteil

BARIUM CARBONICUM

AS   Bariumcarbonat; Baryta carbonica; $BaCO_3$

BI   Alopezie; Aneurysma; Angina tonsillaris; Angstverhalten; Arteriosklerose; Asthma; Bettnässen; Drüsenschwellungen; Entwicklungsverzögerung; Erkältung; Gedächtnisschwäche; Herzklopfen; Konzentrationsschwierigkeiten; Kopfschmerz; angeborene Missbildung; Mittelohrentzündung; Morbus Hodgkin; Myodegeneratio cordis; Phobien; Prostatahypertrophie; geistige Retardierung; Verstopfung

CH   Chronisch rezidivierende Tonsillitis mit Eiterneigung; ständig erkältet; sehr kälteempfindlich; Drüsenschwellungen; Lymphknotenschwellungen, besonders im Nacken und im Hals; Spinnwebsgefühl im Gesicht; Entwicklungsverzögerung (geistig und körperlich); große Gedächtnisschwäche, sehr vergesslich; unentschlossen, leicht unterdrückbar; niedergeschlagen; menschenscheu, bleibt lieber in der vertrauten Umgebung; kindisches Verhalten, emotionale Unreife, Naivität; unsicher, fühlt sich beobachtet oder ausgelacht; viele Ängste; nervöses Nägelbeißen; vorzeitiges Altern; Haarausfall; Kopfekzem; meist Kinder oder ältere Menschen

MO   ↓ durch Kälte

M   Vorschrift 8a und 6, HAB; Komm.D+

AS = Ausgangsstoff, Verschreibungsstatus; BI = Bewährte Indikationen;
CH = Charakteristika; MO = Modalitäten; M = Herstellungsvorschrift,
Kommission-D-Monographie
Näheres siehe Seite 21, Erläuterungen zum Monographieteil

BELLADONNA

AS Tollkirsche; *Atropa belladonna* L.; Verschreibungspflicht bis einschließlich D 3

BI Abszess; Akne; Angina; Apoplexie; Augenentzündung; Augenerkrankungen; Bindehautentzündung; Blasenentzündung; Brustdrüsenentzündung; Delirium tremens; Dysmenorrhoe; akute Entzündungen; Epilepsie; Erregungszustand; Erythem; Fieber; Furunkel; Geburtserleichterung; Gehirnerkrankungen; Gicht; Halsschmerz; Hitzschlag; Husten; Hyperämie; grippaler Infekt; Keuchhusten; Koliken; Kopfschmerz; Lymphknotenschwellung; Manie; Masern; Migräne; Mittelohrentzündung; Mumps; Nasenbluten; Nasennebenhöhlenentzündung; Neuralgie; Röteln; Scharlach; Schlafstörungen; Schmerz; Schwindel; Sonnenbrand; Sonnenstich; Stimmungsveränderungen im Wochenbett; Tonsillitis; Verbrennungen; Wundrose; Zahnungsbeschwerden

CH Starke Wirkung auf Nervensystem, Gefäßsystem, Haut und lymphatische Organe; plötzlicher Beginn und Heftigkeit kennzeichnen die Symptome; Rötung, Blutfülle, Pulsieren; Hitze, Brennen; Überempfindlichkeit aller Sinne; Erregung, Angst, Halluzinationen; Fieber mit Schweiß, dampfender Hitze, aber kalten Extremitäten und Durstlosigkeit; Pupillen erweitert, Augen glänzen; Schleimhäute trocken; sehr bewährtes Mittel bei Entzündungen, fieberhaften Infekten und besonders bei vielen Beschwerden im Kindesalter

MO ↑ Ruhe; halb aufgerichtet; Rückwärtsbeugen
↓ Erschütterung; Berührung; nachmittags; abends; Lärm; Zugluft; Hinlegen

M Vorschrift 2a und 7, HAB; Komm.D+

AS = Ausgangsstoff, Verschreibungsstatus; BI = Bewährte Indikationen;
CH = Charakteristika; MO = Modalitäten; M = Herstellungsvorschrift,
Kommission-D-Monographie
Näheres siehe Seite 21, Erläuterungen zum Monographieteil

BELLIS

AS   Blühendes Gänseblümchen; *Bellis perennis* L.

BI   Akne; Angina; Bauchdeckenschmerz bei Schwangeren; Blähungen; Blinddarmreizung; Bronchitis; Darmkatarrh; Ekzeme; Erysipel; Furunkel; Gallenblasenentzündung; Geburtsfolgen; Gelenk- und Muskelrheumatismus; Gicht; Hämatome; Herzbeschwerden; Kopfschmerz; Rückenschmerzen; Leberstörungen; Muskelkater; Naevi; nach Operationen; Quetschungen; Rippenprellungen; Rhinitis; Schwangerschaft: Muskelkrämpfe, Muskelschmerzen; Schwellungen; Schwindel; Senkung der weiblichen Genitale; Traumen; Varizen; stumpfe Verletzungen; Verstauchungen; Warzen; Wunden; Zahnschmerzen

CH   Hauptwirkungsrichtung: Muskeln und Gefäße, Haut, Magen-Darm-Trakt, Bronchien; Folgen von Überanstrengung z. B. Blutungen, Verrenkungen; Wundheits- und Zerschlagenheitsschmerz nach Trauma; Magenbeschwerden infolge von kalten Getränken; Tumore, die durch Verletzungen (Stöße) entstanden sind

MO   ↑ Wärme; Essen; fortgesetzte Bewegung und Massage
↓ Kälte; in der Nacht; Bewegung; Berührung

M   Vorschrift 2a und 7, HAB; Komm.D+

AS = Ausgangsstoff, Verschreibungsstatus; BI = Bewährte Indikationen;
CH = Charakteristika; MO = Modalitäten; M = Herstellungsvorschrift,
Kommission-D-Monographie
Näheres siehe Seite 21, Erläuterungen zum Monographieteil

BERBERIS

AS   Wurzelrinde des Sauerdorns; Berberitze; *Berberis vulgaris* L.

BI   Blasenentzündung; Erschöpfung; Gallensteine; Gicht; Hämorrhoiden; Harnwegsinfekte; Hautausschläge; Leberstörungen; Nierenleiden; Rheumatismus; Samenstrangneuralgie; Sodbrennen

CH   Konstitutionelle Veranlagung für Gicht und rheumatische Erkrankungen; blass, müde, frostig; Rückenschmerz mit Zerschlagenheitsgefühl und Steifheit; Nieren-, Gallen-, Blasenleiden; Schmerz in der Nierengegend bis zur Blase oder den Oberschenkeln ziehend; Harn satzig, rötlich, trüb; allgemeine Schwäche; große Müdigkeit der Beine; juckende, brennende Hautausschläge; rasch wechselnde Symptome z. B. Farbe des Urins, Lokalisation des Schmerzes, Hunger oder Appetitlosigkeit

MO   ↑ Ruhe; Ausscheidungen
        ↓ Bewegung; Erschütterung; Fahren im Wagen; Sitzen; Stehen

M   Vorschrift 4a und 7, HAB; Komm.D+

AS = Ausgangsstoff, Verschreibungsstatus; BI = Bewährte Indikationen;
CH = Charakteristika; MO = Modalitäten; M = Herstellungsvorschrift,
Kommission-D-Monographie
Näheres siehe Seite 21, Erläuterungen zum Monographieteil

BORAX

AS   Natrium tetraboracicum; $Na_2B_4O_7 \cdot 10\ H_2O$

BI   Aphthen; Durchfall; Dysmenorrhoe; Ekzem; Erysipel; Gastroenteritis; Hautausschläge; Husten; Kopfschmerz; Leukorrhoe; Lidrandentzündung; Lochialstau; Magen-Darm-Störungen bei Säuglingen und Kleinkindern; Milchüberschuss; Mundsoor; Stomatitis; Zystopyelitis

CH   Furcht und Verschlimmerung durch abwärtsgerichtete Bewegung (beim Niederlegen ins Bett, Rolltreppe, Lift, etc.); überempfindlich gegen plötzliche Geräusche, auch leichte Geräusche; entzündlicher Zustand der Harnwege; Kinder weinen bevor Harn fließt; scharfer Geruch des Urins; Unheilsamkeit der Haut, leichte Verletzungen eitern; Haut trocken; Haarenden verfilzen; katarrhalische Neigung; viel trockene Krusten in der Nase; Mund voller Aphthen; Husten mit Stechen in der Brust; Frauen: Regel zu früh, zu reichlich oder zu spät; Ausfluss wie Kleister oder Eiweiß; Aussehen blass, erdfahl; verdrießlich, reizbar, nervös, ängstlich

MO   ↑ Druck; nach Stuhlentleerung
       ↓ abwärtsgerichtete Bewegung; Kälte; Nässe

M   Vorschrift 5a und 6, HAB; Komm.D+

AS = Ausgangsstoff, Verschreibungsstatus; BI = Bewährte Indikationen;
CH = Charakteristika; MO = Modalitäten; M = Herstellungsvorschrift,
Kommission-D-Monographie
Näheres siehe Seite 21, Erläuterungen zum Monographieteil

BRYONIA

AS   Vor Blütebeginn geerntete Wurzel der Zaunrübe; *Bryonia cretica* L. ssp. *dioica* (JACQ.) TUTIN

BI   Folgen von Ärger; Asthma; Bauchschmerzen; Blähungskoliken bei Säuglingen; Bronchitis; Brustdrüsenentzündung; Durchfall; Durst; Dyspepsie; Ekzem; Gallenkolik; Gehirnerkrankungen; Gelenkschmerzen; Grippe; Hexenschuss; Husten; grippaler Infekt; Ischialgie; Koliken; Kopfschmerz; Leberstörungen; Masern; Milchstau; Milchüberschuss; Myalgien; Nasenbluten; Nebenhöhlenentzündung; Peritonitis; Pleuritis; Pneumonie; Rheumatismus; Schwangerschaftsbeschwerden; Schwindel; stumpfe Verletzungen; Verstopfung; Zahnschmerz

CH   Breiter Anwendungsbereich; eher magere Personen, reizbar mit Neigung zu Jähzorn; materiell orientiert, Angst vor finanziellen Schwierigkeiten; wollen allein sein und lehnen ärztliche Hilfe ab; wichtige Leitsymptome sind: Verschlechterung durch die geringste Bewegung; Besserung durch Druck und Ruhe; große Trockenheit aller Schleimhäute; viel Durst auf Wasser in großen Schlücken; Magendruck wie von einem Stein, nach dem Essen; stechende Schmerzen; Gelenke rot, heiß, geschwollen; Husten trocken, schmerzhaft; Nasenbluten anstatt Menses; Verstopfung, Stuhl hart, trocken, wie verbrannt

MO   ↑ durch Druck; Ruhe; Liegen auf der schmerzhaften Seite; Kälte
↓ durch geringste Bewegung; Hitze; warmes Wetter; morgens; nach dem Essen; Berührung

M   Vorschrift 2a und 7, HAB; Komm.D+

AS = Ausgangsstoff, Verschreibungsstatus; BI = Bewährte Indikationen;
CH = Charakteristika; MO = Modalitäten; M = Herstellungsvorschrift,
Kommission-D-Monographie
Näheres siehe Seite 21, Erläuterungen zum Monographieteil

BUFO

AS Gift aus den Hautdrüsen der Kröte; *Bufo bufo* L., (*Rana bufo* L.)

BI Ekzem; Epilepsie; Furunkel; Impotenz; Karbunkel; Krämpfe; Lymphangitis; Mammakarzinom; Panaritium; Paronychie; Pemphigus; Tumor; Ulzera

CH Wirkt auf Nervensystem und Haut; Entwicklungsstörungen; Verhalten unterentwickelt; wirkt unkultiviert, geistig langsam; deformierter Kiefer; häufig heraushängende Zunge; ständiges Lecken der Lippen; Aussprache undeutlich; leidet, wenn nicht verstanden, wird wütend; starker Wechsel gegensätzlicher Emotionen; Sexualität stark im Vordergrund; exzessive Onanie; Neigung Genitalien anzufassen; leichte Entzündlichkeit, Eiterung; Fingerverletzung bis zur Blutvergiftung; Schmerz läuft in Streifen den Arm hinauf; auffällig widerlicher Gestank offener, nässender Ekzeme; kleinstes Geräusch quält; glänzende Gegenstände, helles Licht werden nicht ertragen

MO ↑ kühle Luft; Baden; Füße in heißem Wasser
↓ im warmen Raum; Erwachen; nachts; Musik

M Vorschrift 8a und 6, HAB; Komm.D+

AS = Ausgangsstoff, Verschreibungsstatus; BI = Bewährte Indikationen;
CH = Charakteristika; MO = Modalitäten; M = Herstellungsvorschrift,
Kommission-D-Monographie
Näheres siehe Seite 21, Erläuterungen zum Monographieteil

CALADIUM

AS   Ganze Pflanze des Schweigrohrs; *Dieffenbachia seguine* Schott (Caladium seguinum)

BI   Asthma; Flecktyphus; Impotenz; Nymphomanie; Pruritus vulvae, vaginae; ödematöse Schwellungen; Spermatorrhoe; Tinnitus; Typhus; Würmer

CH   Wirkt vor allem auf die Sexualorgane, Juckreiz und Brennen in dieser Region; brennende Empfindung oder starker Juckreiz auch an Augen, Augenlidern, Nase, Rachenschleimhaut, im Magen, an verschiedenen, oft kleinen Hautstellen; Empfindung von Zusammenziehung in Kehlkopf und Luftröhre; Husten; Atembeengung, greift sich an den Hals; scheut Bewegung, will immer Liegen; bei Frauen heftiger Juckreiz der äußeren Genitalien und Scheide, zwingt zu masturbieren, krampfartige Uterusschmerzen; bei Männern Impotenz mit lasziven Gedanken, Niedergeschlagenheit, Geschlechtsteile schlaff, gedunsen, schwitzend, schmerzhafte Erektionen ohne Verlangen, nächtliche Pollutionen ohne sexuelle Träume

MO   ↑ durch Schweiß; nach kurzem Schlaf
     ↓ Bewegung

M   Vorschrift 3a und 7, HAB; Komm.D+

AS = Ausgangsstoff, Verschreibungsstatus; BI = Bewährte Indikationen;
CH = Charakteristika; MO = Modalitäten; M = Herstellungsvorschrift,
Kommission-D-Monographie
Näheres siehe Seite 21, Erläuterungen zum Monographieteil

CALCIUM CARBONICUM

AS Innere, weiße Teile zerbrochener Austernschalen von
Ostrea edulis LINNAEUS; Calcium carbonicum Hahnemanni

BI Anämie; Abmagerung; Bronchitis; Diabetes; Durchfall;
Dyspepsie; Fettsucht; Fieber; Fluor; Gallensteine; Gelenk-
erkrankungen; grippaler Infekt; Hauterkrankungen; Heimweh; Husten; Ischialgie; Knochenerkrankungen; Lähmung; Lymphknotenschwellung; Menstruationsstörungen;
Milchunverträglichkeit; Milchschorf; Parotitis; Polypen;
Prämenstruelles Syndrom; Rachitis; Schlaflosigkeit;
Schnupfen; Schwangerschaft: Muskelkrämpfe, Muskelschmerz; Schwindel; Stillzeit: Erschöpfung, Milchüberschuss; Zahnungsbeschwerden

CH Konstitutionsmittel mit breitem Wirkspektrum; adipös,
kreidebleich, schwerfällig und träge („leukophlegma-
tisch"); Stoffwechselstörungen v. a. des Knochengewebes,
später Fontanellenschluss, Verkrümmung und Erweichung
von Knochen und Wirbelsäule; Lymphknotenschwellungen; vergrößerte Mandeln; Ausscheidungen sauer z. B.
Schweiß, Erbrochenes, Durchfall; allgemeine und partielle
Schweiße mit kalter Haut an Füßen, Achseln, Knien,
männlichen Genitalien, bei Kindern v. a. am Hinterkopf
(Kissen durchnässt); Kälte als charakteristische Empfindung, inneres Kältegefühl, Kälte an Beinen, Füßen, am
Kopf usw.; Verlangen nach Eiern und Unverdaulichem
(Kohle, Kreide …); Abneigung gegen Fett

MO ↑ Trockenheit; Wärme; Liegen auf der schmerzhaften
Seite

↓ geistige oder körperliche Anstrengung; Kälte und Nässe
in jeder Form

M Vorschrift 8a und 6, HAB; Komm.D +

AS = Ausgangsstoff, Verschreibungsstatus; BI = Bewährte Indikationen;
CH = Charakteristika; MO = Modalitäten; M = Herstellungsvorschrift,
Kommission-D-Monographie
Näheres siehe Seite 21, Erläuterungen zum Monographieteil

CALCIUM PHOSPHORICUM

AS Calciumhydrogenphosphat; $CaHPO_4 \cdot 2\,H_2O$

BI Analfisteln; Anämie; Appetitlosigkeit; Arthritis; Durchfall; Dystrophie; Gelenkrheumatismus ; Heiserkeit; Husten; Karies; Knochenbrüche; Kopfschmerz; Lymphadenopathie; Mittelohrentzündung; Nackenschmerzen; Neurasthenie; Rachitis; Skoliose; Zahnungsbeschwerden

CH Asthenische, lebhafte, aber zarte, nervöse, empfindsame und zerbrechliche Personen; ängstlich, schreckhaft, unzufrieden; meist hochgewachsen und mager; frostig; schnell müde, wenig Ausdauer; vergesslich, mangelnde Konzentration; rasche geistige Ermüdbarkeit, schlimmer durch geistige Anstrengung (Schulkopfschmerzen); Fontanellen schließen sich spät; verspätete Zahnung; Wachstumsschmerzen; spätes Gehenlernen; Verspannungen im Halsbereich; Kälte der Extremitäten mit Kribbeln und Taubheitsgefühl; Katarrhe der oberen Luftwege; adenoide Wucherungen, vergrößerte Mandeln; schlechte Rekonvaleszenz; Verlangen nach Salzigem, Geräuchertem

MO ↑ im Sommer bei warmem, trockenem Wetter
↓ feuchtes, kaltes Wetter; Schneeschmelze

M Vorschrift 8a und 6, HAB; Komm.D+

AS = Ausgangsstoff, Verschreibungsstatus; BI = Bewährte Indikationen;
CH = Charakteristika; MO = Modalitäten; M = Herstellungsvorschrift,
Kommission-D-Monographie
Näheres siehe Seite 21, Erläuterungen zum Monographieteil

CALENDULA

AS   Ringelblume; *Calendula officinalis* L.

BI   Brustwarzenentzündung; Eiterungsneigung; Erkältungsneigung; Geschwüre; schlechte Granulationsbildung;
Menorrhagie; Ulcus cruris; Uterushypertrophie; oberfläch-
liche Verbrennungen und Verbrühungen; offene Verletzungen; Verletzungen und Einrisse bei der Entbindung; Wunden; schlechte Wundheilung; Wundschmerzen; Zahnextraktion

CH   Offene Wunden aller Art: Schürf-, Riss- und Schnittwunden, Einrisse des Dammes bei der Entbindung, Wunden
durch ständiges Liegen u.v.m.; Wunden mit roten, zerisse-
nen Rändern, die zu eitern beginnen; schlechte Wundheilung; Wunden entzünden sich immer wieder; Schmerz ist
außerordentlich stark und steht in keinem Verhältnis zur
Verletzung; Geschwüre mit übermäßiger Eiterabsonde-
rung; starke Erkältungsneigung, besonders bei feuchtem
Wetter; große Empfindlichkeit gegen frische Luft;
Erschöpfung durch Blutverlust und starke Schmerzen;
reizbar; schreckhaft; geräuschempfindlich

MO   ↓ feuchtes, bewölktes Wetter

M   Vorschrift 3a und 7, HAB; Komm.D+

AS = Ausgangsstoff, Verschreibungsstatus; BI = Bewährte Indikationen;
CH = Charakteristika; MO = Modalitäten; M = Herstellungsvorschrift,
Kommission-D-Monographie
Näheres siehe Seite 21, Erläuterungen zum Monographieteil

CAMPHORA

AS   D-Campher aus dem Holz des Kampferbaums, *Cinnamomum camphora* L.; $C_{10}H_{16}O$

BI   Brechdurchfall; Cholera; Epilepsie; grippale Infekte; Harnverhaltung; Kollaps; Koliken; Krämpfe; Folgekrankheiten nach Masern; Schnupfen; Schock; Wadenkrämpfe

CH   Angezeigt im ersten Stadium einer Erkältung mit Frösteln und Niesen; sehr kälteempfindlich; Schüttelfrost; Kollaps mit eiskalter Haut, will aber trotzdem nicht zugedeckt sein; Übelkeit und Erbrechen mit kaltem Schweiß und blassem Gesicht; Zyanose; plötzlicher Kräfteverlust; Krampfzustände; Blasen-, Nieren-, Gallensteinkoliken; nervöse Erregung; große Angst und Ruhelosigkeit; Schlaflosigkeit mit kalten Gliedern

MO   ↑ durch Schweiß
       ↓ Kälte

M   Vorschrift 5a und 7, HAB; Komm.D+

Besonderer Hinweis: Campher antidotiert die Wirkung von fast allen homöopathischen Arzneimitteln und kann deshalb als Gegenmittel bei allzu heftiger Erstverschlimmerung verabreicht werden

---

AS = Ausgangsstoff, Verschreibungsstatus; BI = Bewährte Indikationen;
CH = Charakteristika; MO = Modalitäten; M = Herstellungsvorschrift,
Kommission-D-Monographie
Näheres siehe Seite 21, Erläuterungen zum Monographieteil

CANTHARIS

AS Spanische Fliege; *Lytta vesicatoria* (L.) FABRICIUS; Verschreibungspflicht bis einschließlich D 3

BI Blasenbildung der Haut; Blasenentzündung; Diphtherie; Dysenterie; Ekzem; Erysipel; Gastritis; Halsschmerz; Herpes zoster; Manie; Nierenerkrankungen; Nymphomanie; Peritonitis; Pleuritis; Prostatitis; Satyriasis; Scharlach; Sonnenbrand; Verbrennungen

CH Hauptwirkung auf Blase, Niere, Sexualorgane, Schleimhäute, seröse Häute, Gastrointestinal-Trakt und ZNS; stark brennender Schmerz, schneidend, lanzinierend; Reizung auf verschiedenen Ebenen: psychisch (Erregung), emotional (Erbitterung, Ärger, Gereiztheit) und physisch (Entzündung, Reizzustand); sexuelles Verlangen stark, Manien sexueller Art; bläschenförmige Entzündungen von Haut und Schleimhaut; Verbrennungen und Verbrühungen; Krankheiten mit Harndrang, Blasentenesmen und schneidend, brennendem Schmerz beim Urinieren

MO ↑ durch Wärmeanwendung; Reiben
↓ durch Trinken, besonders von Wasser und Kaffee; beim Wasserlassen; bei Berührung

M Vorschrift 4a und 7, HAB; Komm.D+

AS = Ausgangsstoff, Verschreibungsstatus; BI = Bewährte Indikationen; CH = Charakteristika; MO = Modalitäten; M = Herstellungsvorschrift, Kommission-D-Monographie
Näheres siehe Seite 21, Erläuterungen zum Monographieteil

CAPSICUM

AS Früchte des Cayenne-Pfeffers; *Capsicum annuum* L.

BI Adipositas; Asthma; Delirium tremens; Durchfall; Dysenterie; Gastritis; Gicht; Hämorrhoiden; Halsschmerz;
Heimweh; Ischialgie; Kopfschmerz; Lippenherpes; Lun-
generkrankungen; Mastoiditis; Mittelohrentzündung;
Erkrankungen des Rektums; Rheumatismus; Schwangerschaft: Sodbrennen; Seekrankheit; Sodbrennen; Stomatitis; Zungenlähmung

CH Passt besonders zu schwachen Personen mit schlaffem
Bindegewebe; Abneigung gegen körperliche Anstrengung
und etwas außerhalb der Routine zu machen; allgemeine
Unreinlichkeit des Körpers; Alkoholiker nach dem Ent-
zug; wirkt auf die Schleimhäute und ruft ein Einschnürungsgefühl hervor; brennende Schmerzen; allgemeine
Frostigkeit; Eiterungsneigung

MO ↑ während dem Essen, durch Hitze
↓ im Freien; unbedeckt; durch Luftzug

M Vorschrift 4a und 7, HAB; Komm.D+

AS = Ausgangsstoff, Verschreibungsstatus; BI = Bewährte Indikationen;
CH = Charakteristika; MO = Modalitäten; M = Herstellungsvorschrift,
Kommission-D-Monographie
Näheres siehe Seite 21, Erläuterungen zum Monographieteil

CARBO VEGETABILIS

AS   Holzkohle von Rotbuche oder Birke

BI   Aphthen; Blähungen; Blutungen; Bronchitis; Dyspepsie; Ekchymosen; Furunkel; Gangrän; Gastritis; Geschwüre; Hämorrhoiden; Heiserkeit; krampfartiger Husten; Kollaps; Konzentrationsschwierigkeiten; Laryngitis; Nasenbluten; Ohnmacht; Pneumonie; Schwangerschaft: Sodbrennen; Schwindel; Stimmverlust; Varizen; Völlegefühl; Zahnfleischbluten

CH   Schwächezustände mit Kältegefühl; blasse, zyanotische Haut; Extremitäten eiskalt; kalte Schweiße; trotz Frösteln Verlangen nach frischer, zugefächelter Luft; Folgen von sich hinschleppenden früheren, akuten Krankheiten; Katarrhe der Luftwege bei alten Menschen mit geschwächter Herztätigkeit; erschlafftes Venensystem; bläulich gefärbte Geschwüre; Zunge voller Aphthen; Magenkrämpfe und Blähungen nach fettem Essen, Erleichterung durch Aufstoßen und Abgang von Winden; Durchfälle; brennende Empfindung an Schleimhäuten und Organen z. B. Brennen in der Brust beim Husten; emotionale Gleichgültigkeit und Gedächtnisschwäche

MO   ↑ durch Zufächeln von frischer Luft; Aufstoßen
       ↓ abends; nachts; feuchtwarmes Wetter; fette Speisen

M   Vorschrift 8a und 6, HAB; Komm.D+

AS = Ausgangsstoff, Verschreibungsstatus; BI = Bewährte Indikationen;
CH = Charakteristika; MO = Modalitäten; M = Herstellungsvorschrift,
Kommission-D-Monographie
Näheres siehe Seite 21, Erläuterungen zum Monographieteil

CARDIOSPERMUM

AS Kraut der blühenden Pflanze; Herzsame; *Cardiospermum halicacabum* L.

BI Endogenes Ekzem; Heuschnupfen; rheumatische Erkrankungen

CH Bisher liegt noch kein umfangreiches homöopathisches Arzneimittelbild vor; häufige Anwendung als Lokaltherapeutikum bei trockenen Ekzemen (Salbe); Ekzem mit starkem Juckreiz; hyperergische Reaktionen der Haut und Schleimhaut

M Vorschrift 3a und 7, HAB; Komm.D+

AS = Ausgangsstoff, Verschreibungsstatus; BI = Bewährte Indikationen;
CH = Charakteristika; MO = Modalitäten; M = Herstellungsvorschrift,
Kommission-D-Monographie
Näheres siehe Seite 21, Erläuterungen zum Monographieteil

CASTOR EQUI

AS Schuppen des rudimentären Daumennagels eines Pferdes; *Equus caballus* L.

BI Brustdrüsenerkrankungen; Brustwarzenentzündung; Knochenhautreizung; Nagelerkrankungen; Steißbeinschmerz; Warzen

CH Wirkt besonders auf Haut, Nägel, Knochen, Epithelverdickungen und die weibliche Brust; Brustwarzenhof gerötet, Brustwarze rissig und wund, außergewöhnlich empfindlich gegen Berührung, sogar Kleidung wird nicht ertragen; Brüste geschwollen, juckend, schmerzhaft, müssen beim Treppensteigen mit den Händen gestützt werden; Schmerz im rechten Schienbein und im Steißbein; Warzen auf Stirn, Brust

M Vorschrift 4b und 7, HAB; Komm.D+

AS = Ausgangsstoff, Verschreibungsstatus; BI = Bewährte Indikationen; CH = Charakteristika; MO = Modalitäten; M = Herstellungsvorschrift, Kommission-D-Monographie
Näheres siehe Seite 21, Erläuterungen zum Monographieteil

CAULOPHYLLUM

AS Unterirdische Teile des Blauen Hahnenfuß, Frauenwurzel; *Leontice thalictroides* L. (*Caulophyllum thalictroides* Michx.)

BI Abortneigung; Arthritis; Dysmenorrhoe; Dyspepsie; Gebärmutterkrämpfe; Geburtserleichterung; Krampfwehen; Magenkrämpfe; Metrorrhagie; Rheumatismus der kleinen Gelenke; Soor; Uterusatonie

CH Wichtiges Geburts- und Nachgeburtsmittel; wirkt erleichternd bei schweren, schmerzhaften Geburten mit großer Erschöpfung und innerlichem Zittern; heftige, krampfartige Wehen; quälende Nachwehen; auch ungenügende Wehen; rigider Muttermund; nadelstichartige Schmerzen am Gebärmutterhals; anhaltende Lochien, auch nach Fehlgeburten; Unterleibsbeschwerden wechseln häufig mit Gelenkrheuma; ziehende, wandernde Schmerzen mit Anschwellung der kleinen Gelenke

M Vorschrift 3a und 7, HAB; Komm.D+

Besonderer Hinweis: Um einen Abort zu vermeiden sollte Caulophyllum während einer Schwangerschaft nicht unter D 8 und nicht länger als 2–3 Wochen gegeben werden

AS = Ausgangsstoff, Verschreibungsstatus; BI = Bewährte Indikationen;
CH = Charakteristika; MO = Modalitäten; M = Herstellungsvorschrift,
Kommission-D-Monographie
Näheres siehe Seite 21, Erläuterungen zum Monographieteil

CAUSTICUM

AS Frisch gebrannter Kalk, mit Kaliumdihydrogensulfat verarbeitet; Causticum Hahnemanni

BI Arthritis; Asthma; Blepharitis; Blasenatonie; Chorea; Dysmenorrhoe; Ekzem; Enuresis; Epilepsie; Gelenkschmerzen; Gicht; Grippe; Hämorrhoiden; Harninkontinenz; Harnverhaltung; Heiserkeit; Herpes; Ischias; Kontraktur; Konvulsionen; Kopfschmerz; Lähmungen; Laryngitis; Nackenschmerzen; Neuralgien; Paresen; Ptosis; Rheumatismus; Sinusitis; Spasmen; Stimmverlust; Verbrennungen; Verstopfung; Warzen

CH Anfängliche Hypersensibilität, Hyperreaktivität, später allmählich fortschreitende Lähmung (auf emotionaler, geistiger, körperlicher Ebene); große Schwäche, Zittern; zentrales Nervensystem übererregt; Brennen, Rohheit, Wundsein; Heiserkeit morgens schlimmer; Husten hohl, trocken, muss Brust beim Husten halten; Warzen v. a. an Gesicht und Fingern; Hautausschläge; Beine nachts ruhelos; Zerschlagenheit; Gelenke steif; unwillkürliches Harnen beim Niesen, Husten; Folge von Kummer; sehr mitfühlend, empfindlich gegen Ungerechtigkeit und Unterdrückung; Ängste; Vorahnungen; Verlangen nach Salz, geräuchertem Fleisch; Abneigung gegen Süßes

MO ↑ feuchtes, nasses Wetter; in warmer Luft; Trinken von kaltem Wasser
↓ kalte Luft; trockenes, kaltes Wetter; Durchnässung oder Bad; Zugluft

M Vorschrift 7 und Sondervorschrift, HAB; Komm.D+

AS = Ausgangsstoff, Verschreibungsstatus; BI = Bewährte Indikationen; CH = Charakteristika; MO = Modalitäten; M = Herstellungsvorschrift, Kommission-D-Monographie
Näheres siehe Seite 21, Erläuterungen zum Monographieteil

CHAMOMILLA

AS Kamille; *Chamomilla recutita* (L.) Rauschert

BI Ärger; Asthma; Blähungskoliken bei Säuglingen; Bronchitis; Durchfall; Dysmenorrhoe; Fieber; Gallenkolik; Geburtserleichterung; Husten; Keuchhusten; Kopfschmerz; Krampfwehen; Mittelohrentzündung; Nabelkolik; Neuralgien; Ruhelosigkeit; Säuglingsschnupfen; Schlaflosigkeit; Zahnschmerzen; Zahnungsbeschwerden; Zorn

CH Überempfindlich gegen Sinneseindrücke und Schmerzen, verbunden mit ärgerlicher Gereiztheit und großer Ungeduld; zornig, streitsüchtig; unerträglich garstig; quengelnde Ruhelosigkeit; Schmerzen treten plötzlich, anfallsweise auf, machen verzweifelt (häufig mit Taubheitsgefühl verbunden); großes Kindermittel; Kind will herumgetragen werden, lässt sich nur so beruhigen; Durchfälle schmerzhaft mit Blähungen; Stuhl spinatartig, grünschleimig, Geruch wie faule Eier; sehr durstig; heißer Kopfschweiß; typisch: eine Wange rot und heiß, die andere blass und kalt; streckt nachts Füße aus dem Bett (Fußsohlen brennen); Beschwerden nach Ärger, Wut

M ↑ Fahren; Herumgetragenwerden
↓ Ärger; Zorn; Kaffee; Wärme; abends; nachts

M Vorschrift 3a und 7, HAB; Komm.D+

AS = Ausgangsstoff, Verschreibungsstatus; BI = Bewährte Indikationen;
CH = Charakteristika; MO = Modalitäten; M = Herstellungsvorschrift,
Kommission-D-Monographie
Näheres siehe Seite 21, Erläuterungen zum Monographieteil

CHINA

AS   Chinarinde; *Cinchona succirubra* Pavon

BI   Anämie; Arthritis; Asthma; Blähungen; Blutungen; Bronchitis; Cholezystitis; Durchfall; Fieber; Gallenkolik; Gastritis; Grippe; Hepatitis; Kolitis; Kopfschmerz; Leber- und Milzschwellung; Menorrhagie; Nesselsucht; Neuralgie; Ohnmacht; Quincke-Ödem; Stillzeit: Erschöpfung

CH   Große Schwäche nach Körpersäfteverlust (und geistiger Anstrengung); extrem erschöpft; Nervensystem und Sinne hochgradig überreizt; niedergeschlagen, apathisch, reizbar, sensibel; nachts Ideenandrang, schlaflos; Periodizität der Beschwerden; Schweiß reichlich; klopfende Kopfschmerzen und Ohrenklingen, Schwindel; Herzklopfen; Gesicht blass, gelblich, Augen eingesunken, dunkle Ringe; Durchfall, besonders nach Obst; Stühle schmerzlos, unverdaut; Magen und Bauch aufgetrieben, „Nahrung wird zu Gas"; starke Blähungen; Aufstoßen, Windabgang bessern nicht; Milch unverträglich; appetitlos oder Heißhunger; Verlangen nach Süßigkeiten; Mundgeschmack bitter

MO   ↑ starker Druck; Zusammenkrümmen; frische Luft
↓ leichte Berührung; Zugluft; Säfteverlust; nachts

M   Vorschrift 4a und 7, HAB; Komm.D+

AS = Ausgangsstoff, Verschreibungsstatus; BI = Bewährte Indikationen;
CH = Charakteristika; MO = Modalitäten; M = Herstellungsvorschrift,
Kommission-D-Monographie
Näheres siehe Seite 21, Erläuterungen zum Monographieteil

CIMICIFUGA

AS Wurzelstock des Wanzenkrauts; *Cimicifuga racemosa* (L.) NUTT.

BI Abort; Angina pectoris; Brustschmerzen; Delirium tremens; Dysmenorrhoe; Eierstockleiden; Epilepsie; Geburtserleichterung; Halssteifigkeit; Herzerkrankungen; Hypochondrie; Hysterie; Kindbettpsychose; Kopfschmerz; Migräne; Myalgie; Nackenschmerzen; Neuralgie; Prämenstruelles Syndrom; Rheumatismus; Rückenschmerzen; Schlaflosigkeit; Schwangerschaft: Stimmungsveränderungen; Tremor; Uteruserkrankungen; Wechseljahre

CH Meist bei Frauen, mit Wirkung auf Nervensystem, Muskeln, Uterus und Ovarien; linke Körperhälfte; Beschwerden hängen mit dem Hormonsystem zusammen (Menstruations-, Schwangerschafts-, Klimateriumsbeschwerden); redet unaufhörlich; deprimiert; sehr sensibel; nervös; fröstelt; „kalte Lachesis"; Platzangst; schießende, neuralgische Schmerzen; Nacken und Rücken sind sehr empfindlich; Muskelrheumatismus befällt die Muskelbäuche

MO ↑ durch Essen; Wärme (außer Kopfschmerzen)
↓ nachts; am Morgen; Kälte (außer Kopfschmerzen); während den Menses, je stärker die Regelblutung

M Vorschrift 3a und 7, HAB; Komm.D+

AS = Ausgangsstoff, Verschreibungsstatus; BI = Bewährte Indikationen;
CH = Charakteristika; MO = Modalitäten; M = Herstellungsvorschrift,
Kommission-D-Monographie
Näheres siehe Seite 21, Erläuterungen zum Monographieteil

CINNABARIS

AS   Zinnober, rotes Quecksilbersulfid; Hydrargyrum sulfuratum rubrum; HgS; Verschreibungspflicht bis einschließlich D 3

BI   Augenentzündung; Dysenterie; Gicht; Gonorrhoe; chronischer Harnröhrenausfluss; Ischialgie; Katarrh; Nasennebenhöhlenentzündung; Rheumatismus; Schanker; Syphilis; Warzen

CH   Starke Wirkung auf obere Atemwege und Nasennebenhöhlen; (Stirn-) Kopfschmerz mit Blutandrang evtl. Nasenbluten; Kopfhaut und Schädelknochen berührungsempfindlich; Entzündung, besonders des rechten Auges, stechende, schießende Schmerzen im inneren Augenwinkel, Auge rot; Druckgefühl, Kribbeln an der Nasenwurzel, wie von schwerer Brille; Trockenheit in Mund und Hals, wenig Durst, aber Trinken bessert; Blutungen (Nase, Warzen, Hämorrhoiden); Jucken an vielen Stellen; Feigwarzen am Penis, Libido erhöht; Ausfluss bei Frauen, der ein Pressen in der Vagina hervorruft; pustulöse Ausschläge an Haut und Schleimhaut; feuerrote Geschwüre; Haut stark angegriffen; Schmerz in Nacken, Rücken, Gelenken; viel Schweiß

M   Vorschrift 8a und 6, HAB; Komm.D+

AS = Ausgangsstoff, Verschreibungsstatus; BI = Bewährte Indikationen;
CH = Charakteristika; MO = Modalitäten; M = Herstellungsvorschrift,
Kommission-D-Monographie
Näheres siehe Seite 21, Erläuterungen zum Monographieteil

CLEMATIS

AS Oberirdische Teile der aufrechten Waldrebe; *Clematis recta* L.

BI Hautausschläge; Hodenentzündungen; Kopfschmerz; Lidrandentzündung; Lymphknotenschwellung; Mastitis; Neuralgien; Schlafstörungen; Schwangerschaft: Mutterbänderschmerz, Muskelkrämpfe; Schwindel; Zahnschmerzen

CH Wirkt besonders auf Haut, Drüsen und Urogenitalorgane; Erkrankungen oft infolge unterdrückter Hautausschläge oder geheilter Geschwüre; geschwollene, schmerzhafte Lymphknoten an Hals, Nacken, Leisten; neuralgische Schmerzen in verschiedenen Körperteilen; bohrender Kopfschmerz mit Schwindel und Gefühl der Verwirrung; Ausschlag am Hinterkopf; heftig juckende pustulöse, krustige Hautausschläge, schlimmer durch Waschen mit kaltem Wasser; Augen empfindlich gegen Luft und Kälte; Entzündung der Bindehaut und der Lidränder; neuralgischer Zahnschmerz, besser durch kaltes Wasser im Mund; schmerzhafte Drüsenverhärtung und Tumoren der Brust bei Frauen; häufiges, spärliches, schmerzhaftes Wasserlassen mit unterbrochenem Harnstrahl; tropfenweise Harnentleerung; sehr schmerzhaft entzündete Hoden, geschwollen und verhärtet; Schlafstörung, kann trotz großer Müdigkeit nicht einschlafen; große Schläfrigkeit am Tage

MO ↑ im Freien
↓ nachts; in Bettwärme; bei Neumond

M Vorschrift 3a und 7, HAB; Komm.D+

AS = Ausgangsstoff, Verschreibungsstatus; BI = Bewährte Indikationen;
CH = Charakteristika; MO = Modalitäten; M = Herstellungsvorschrift,
Kommission-D-Monographie
Näheres siehe Seite 21, Erläuterungen zum Monographieteil

COCCULUS

AS   Kockelskörner; Früchte von *Anamirta cocculus* (L.) Wight et Arnott

BI   Blähungskolik; Depression; Dysmenorrhoe; Epilepsie; Erbrechen; Erschöpfung; Kopfschmerz; Krämpfe; Lähmungen; Migräne; Nausea; Neuralgien; Reisekrankheit; Schlaflosigkeit; Schwächeanfälle mit Schweißausbrüchen; Schwangerschaftserbrechen; Schwindel; Übelkeit; Zittern

CH   Allgemeine Erschöpfung und Schwäche, oft mit Depression; Folgen von Nachtwachen und Überarbeitung, Sorgen, Kummer, geistiger Überanstrengung; Gemüt: überempfindlich, gereizt, nervös, traurig; Beschwerden hervorgerufen oder verschlimmert durch Fahren im Wagen, auf See oder im Flugzeug; Übelkeit mit Erbrechen beim Autofahren; Schmerz und Schwäche der Nackenmuskulatur, der Extremitäten (Knie knicken leicht ein) und der Wirbelsäule; häufiger Seitenwechsel der Beschwerden: z.B. abwechselnd kalte Hände; „Einschlafen der Glieder"

MO   ↑ Hinlegen; Ausruhen
↓ Schlafmangel; Kaffee; Speisegeruch; im Freien

M   Vorschrift 4a und 7, HAB; Komm.D+

AS = Ausgangsstoff, Verschreibungsstatus; BI = Bewährte Indikationen;
CH = Charakteristika; MO = Modalitäten; M = Herstellungsvorschrift,
Kommission-D-Monographie
Näheres siehe Seite 21, Erläuterungen zum Monographieteil

COCCUS CACTI

AS Ganze weibliche Cochenillelaus; *Dactylopius coccus* Costa

BI Asthma; Bronchitis; Blasenentzündung; Husten; Keuchhusten; Nierenbeckenentzündung; Nierenkoliken; Steinleiden

CH Krampfartiger Husten, schlimmer morgens beim Erwachen, mit zähem, fadenziehendem, weißem Schleim; Anfälle enden mit Brechwürgen und Erbrechen; Keuchhusten; Atemnot bis zum Asthma; Kitzeln im Kehlkopf; chronische Bronchitis; Nieren- und Blasensteine; stechende, kolikartige Nierenschmerzen, von den Nieren zur Blase ausstrahlend; häufiger Harndrang; brennender Schmerz beim Wasserlassen; saurer, verminderter Harn mit schleimigem, rötlichem Sediment, auch blutig; entzündliche Reizung der Urogenitalschleimhäute

MO ↑ in kühler Luft; Ruhe
↓ Wärme; nach Mitternacht; am Morgen beim Erwachen; leichteste Anstrengung

M Vorschrift 4b und 7, HAB; Komm.D+

AS = Ausgangsstoff, Verschreibungsstatus; BI = Bewährte Indikationen;
CH = Charakteristika; MO = Modalitäten; M = Herstellungsvorschrift,
Kommission-D-Monographie
Näheres siehe Seite 21, Erläuterungen zum Monographieteil

COFFEA

AS Ungeröstete Kaffeebohnen; *Coffea arabica* L.

BI Apoplexie; Durchfall; Dysmenorrhoe; Ekstase; Erregung; Folgen von Freude; Geburtserleichterung; nervöses Herzklopfen; Hysterie; Kolik; Kopfschmerz; Metrorrhagie; Migräne; Neuralgien; Ruhelosigkeit; Schlaflosigkeit; Schmerz; Überempfindlichkeit; Unruhe; Zahnschmerzen

CH Sehr nervöse und ruhelose Menschen; ungewöhnliche Aktivität von Geist und Körper; Sinneswahrnehmungen verstärkt und geschärft; Schmerzempfindlichkeit hoch; halbseitiger Kopfschmerz, wie von einem Nagel im Schläfenbein; Gehirn wie zertrümmert; Neuralgien verschiedener Körperteile; Folgen von plötzlicher Gemütserregung, besonders Freude; Schlaflosigkeit aus Munterkeit, Aufgeregtheit; Herzklopfen heftig, unregelmäßig, nervös; Zahnschmerzen, besser durch „Im-Mund-Halten" von Eiswasser; Folgen von zuviel Kaffee

MO ↑ Wärme (außer Zahnschmerz); Hinlegen
↓ exzessive Gemütsbewegung (besonders Freude); Narkotika; starke Gerüche; Geräusche; im Freien; Kälte (außer Zahnschmerz)

M Vorschrift 4a und 7, HAB; Komm.D+

AS = Ausgangsstoff, Verschreibungsstatus; BI = Bewährte Indikationen; CH = Charakteristika; MO = Modalitäten; M = Herstellungsvorschrift, Kommission-D-Monographie
Näheres siehe Seite 21, Erläuterungen zum Monographieteil

228

COLCHICUM

AS Zwiebelknollen von Herbstzeitlosen; *Colchium autumnale* L.; Verschreibungspflicht bis einschließlich D 3

BI Brustfellentzündung; Durchfall; Endokarditis; Erschöpfung; Gastritis; Gelenkschmerzen; Gelenkrheumatismus; Gicht; Nephritis; Perikarditis; Sehnenscheidenentzündung

CH Empfindlich gegen äußere Eindrücke, leicht aus der Fassung zu bringen; sehr empfindlich gegen Gerüche, was zu Übelkeit, Ohnmacht führen kann; Ekel vor Speisen; Würgen und Erbrechen; Mund trocken trotz Speichelfluss; viel Durst; Durchfall mit starkem Tenesmus; Durchfälle wässrig, schleimig, blutig; Bauch gebläht, schmerzhafte Koliken; Gefühl von Kälte oder Brennen im Magen; Mangel an Eigenwärme; wandernde Gelenkschmerzen; rheumatische Schmerzen, Schwellung und Lahmheitsgefühl; Beschwerden durch kalte Feuchtigkeit; Brustbeklemmung, Kollapsneigung; Gedächtnisschwäche, kann nur mit Mühe Gedanken zusammenbringen; vergisst, was er sagen wollte

MO ↑ Wärme; Ruhe
↓ Bewegung; Berührung; Kälte; Nässe; abends bis früh

M Vorschrift 2a und 7, HAB; Komm.D+

AS = Ausgangsstoff, Verschreibungsstatus; BI = Bewährte Indikationen;
CH = Charakteristika; MO = Modalitäten; M = Herstellungsvorschrift,
Kommission-D-Monographie
Näheres siehe Seite 21, Erläuterungen zum Monographieteil

COLOCYNTHIS

AS Frucht der Koloquinte; *Citrullus colocynthis* (L.) SCHRAD; Verschreibungspflicht bis einschließlich D 3

BI Ärger; Blähungskoliken bei Säuglingen; Durchfall; Dysenterie; Dysmenorrhoe; Eierstockleiden; Gesichtsneuralgie; Ischialgie; Koliken; Kopfschmerz; Koxalgie; Neuralgie; Rheumatismus; Schwindel; Uterusschmerz; Zahnschmerz; Zorn

CH Beschwerden durch Ärger, Entrüstung oder Kränkung ausgelöst; Koliken aller Art und Neuralgien überall; qualvolle Kolik, Patient muss sich zusammenkrümmen vor Schmerzen, evtl. mit Übelkeit und Erbrechen; Schmerzen neuralgischer Art, stechend, hineinschießend, periodisch wiederkehrend (Ischialgie, Trigeminus-, Fazialisneuralgie u. a.); Gesichtsneuralgie mit Frösteln; Geräusche hallen in den Ohren wieder; Schwindel beim Drehen des Kopfes nach links; Durchfall mit Tenesmen; ärgert sich leicht, gereizt; oft ruhelos, ungeduldig, zornig; eher korpulent; Frauen mit starker Menstruation

MO ↑ durch harten Druck; Sich-Krümmen; Wärme; Ruhe; Liegen auf der schmerzhaften Seite
↓ durch Ärger, Entrüstung, Bewegung

M Vorschrift 4a und 7, HAB; Komm.D+

AS = Ausgangsstoff, Verschreibungsstatus; BI = Bewährte Indikationen;
CH = Charakteristika; MO = Modalitäten; M = Herstellungsvorschrift,
Kommission-D-Monographie
Näheres siehe Seite 21, Erläuterungen zum Monographieteil

CONIUM

AS Blühendes Kraut des gefleckten Schierlings; *Conium maculatum* L.; Verschreibungspflicht bis einschließlich D 3

BI Altersbeschwerden; Augenerkrankungen; Blasenentzündung; Dysmenorrhoe; Husten; Impotenz; Hypochondrie; Katarakt; Kopfschmerz; Lähmung; Lymphknotenschwellung und -verhärtung; Erkrankungen der Mammae; Melancholie; Eierstockleiden; Prostatahypertrophie; Schwindel; Tumore

CH Allgemeine Schwäche von Körper und Geist; Zittern; schwaches Gedächtnis; vergrößerte, verhärtete Lymphknoten, oft als Folge von Schlag oder Quetschung; lichtscheu; Schwindel beim Hinlegen und Drehen des Kopfes; Brüste hart, vor und während der Regel vergrößert und schmerzhaft; Folgen von unterdrücktem sexuellem Verlangen; Schwitzen, sobald die Augen geschlossen werden um zu schlafen; unwillkürliche Unterbrechung des Harnstrahls beim Urinieren

MO ↑ durch Fasten; Dunkelheit; fortgesetzte Bewegung; Druck; Glieder herunterhängen lassen
↓ Hinlegen; Umdrehen; sexuelle Enthaltsamkeit; vor und während der Regel; Verkühlung

M Vorschrift 2a und 7, HAB; Komm. D+

AS = Ausgangsstoff, Verschreibungsstatus; BI = Bewährte Indikationen;
CH = Charakteristika; MO = Modalitäten; M = Herstellungsvorschrift,
Kommission-D-Monographie
Näheres siehe Seite 21, Erläuterungen zum Monographieteil

CROTON TIGLIUM

AS   Purgierkörner, reife Samen des Krotonölbaumes; *Croton tiglium* L; Verschreibungspflicht bis einschließlich D 3

BI   Augenerkrankungen; Brustdrüsenentzündung; Brustwarzenentzündung; Cholera; Durchfall; Hautausschläge; Husten; Juckreiz

CH   Entzündungen und Ulzerationen am und im Auge; Brustdrüsenentzündung mit Schmerz von der Brustwarze zum Rücken ziehend, jeder Zug des Kindes beim Stillen schmerzt; Kolikschmerz, viel Stuhldrang; Schwappen und Plätschern im Bauch; gelbe bis grünliche Stühle, plötzlich und schwallartig, schlechter durch geringste Mengen an Essen und Trinken; fühlt sich beengt in seiner Haut; Hautausschläge, oft bläschenartig; starker Juckreiz, jedoch Kratzen schmerzhaft

M   ↑ nach dem Schlaf
↓ Essen und Trinken; Berührung

MO   Vorschrift 4a und 7, HAB; Komm.D+

AS = Ausgangsstoff, Verschreibungsstatus; BI = Bewährte Indikationen; CH = Charakteristika; MO = Modalitäten; M = Herstellungsvorschrift, Kommission-D-Monographie
Näheres siehe Seite 21, Erläuterungen zum Monographieteil

CUPRUM

AS   Metallisches Kupfer; Cuprum metallicum; Cu

BI   Asthma; Bronchitis; Chorea; Cholera; Durchfall; Dysmenorrhoe; Epilepsie; Erbrechen; Erschöpfung; Fieberkrampf; Gastroenteritis; Geburtserleichterung; Hepatitis; Keuchhusten; Kolik; Kopfschmerz; Krämpfe; Leberzirrhose; Muskelkrämpfe; Nachwehen; Nephritis; Schreck; Schwangerschaft: Muskelkrämpfe, Muskelschmerzen; Spasmen; Übelkeit

CH   Krämpfe und Spasmen in allen Bereichen; Zuckungen, Muskelkrämpfe, Koliken; Konvulsionen, die in den Fingern und Zehen beginnen; heftige, krampfartige, erstickende Hustenanfälle (schlimmer nachts um 3 Uhr); Husten mit Atempausen; metallischer Mundgeschmack mit Speichelfluss; gurgelndes Geräusch beim Trinken; große Übelkeit; Durchfälle wie grünes Wasser; Körperoberfläche ist kalt; allgemeine Schwäche und Müdigkeit durch geistige Überanstrengung und Schlafmangel; Folgen von Unterdrückungen (Ausscheidungen, Hautausschläge, Emotionen); ängstlich; niedergeschlagen; ruhelos; innerlich verkrampft

MO   ↑ Schwitzen; Trinken kalten Wassers
       ↓ Berührung; nachts; Unterdrückungen; Hitze; kalter Wind; vor Menses; Neumond

M   Vorschrift 8a und 6, HAB; Komm.D+

AS = Ausgangsstoff, Verschreibungsstatus; BI = Bewährte Indikationen;
CH = Charakteristika; MO = Modalitäten; M = Herstellungsvorschrift,
Kommission-D-Monographie
Näheres siehe Seite 21, Erläuterungen zum Monographieteil

CYCLAMEN

AS   Wurzelknolle des Alpenveilchens; *Cyclamen europaeum* L.

BI   Anämie; Augenerkrankungen; Dysmenorrhoe; Dyspepsie; Fersenschmerz; Klimakteriumsbeschwerden; Kopfschmerz; Migräne; Knochenschmerzen; Regelstörungen; Rheumatismus; Schnupfen; Schwangerschaftsbeschwerden; Schwindel; Sehstörungen; Verstimmungszustände

CH   Niedergeschlagenheit mit Weinen; schläfrig, stumpf, matt, verdrossen; Schielen; sieht Sterne; sieht alles doppelt; Flimmern vor Augen; Kopfschmerz, Migräne mit Sehstörungen, schlechter im Freien, besser durch kaltes Wasser; Schluckauf; Durstlosigkeit; sehr schnell satt, appetitlos; stechende, kneifende Bauchschmerzen; Regel meist zu früh, zu stark, dunkel, klumpig oder ausbleibend; brennender Wundheitsschmerz in den Fersen

MO   ↑ Bewegung; Umhergehen
       ↓ nachts

M   Vorschrift 2a und 7, HAB; Komm.D+

AS = Ausgangsstoff, Verschreibungsstatus; BI = Bewährte Indikationen;
CH = Charakteristika; MO = Modalitäten; M = Herstellungsvorschrift,
Kommission-D-Monographie
Näheres siehe Seite 21, Erläuterungen zum Monographieteil

DIGITALIS

AS Vor der Blüte gesammelte Blätter des Roten Fingerhuts; *Digitalis purpurea* L.; Verschreibungspflicht bis einschließlich D 3

BI Angina pectoris; Asthma; Erbrechen; Gelbsucht; Herzerkrankungen; Hydrozele; Kopfschmerz; Leberschwellung; Migräne; Nierenerkrankungen; Ödeme; Prostatahypertrophie; Schlaflosigkeit; Sehstörungen; Zyanose

CH Wirkt stark auf das Herz; Schwäche und Dilatation des Herzmuskels; Puls sehr langsam, unregelmäßig; Vorhofflimmern; Gefühl als ob das Herz stillstehen würde; geringe Anstrengung beschleunigt den Puls stark; Zyanose der Lippen, Zunge, Lider und Nägel; sehr schwach, matt; Leber vergrößert und empfindlich; Gelbsucht; periphere und zentrale Ödeme; Atemnot; Erstickungsgefühl beim Einschlafen mit Auffahren und Angst; außerordentliche Übelkeit und Erbrechen; pulsierender Schmerz am Blasenhals bei Prostatahypertrophie; ängstlich; verzagt; melancholisch

MO ↑ bei leerem Magen; im Freien
↓ aufrechtes Sitzen; Musik; nach dem Essen

M Vorschrift 2a und 7, HAB; Komm.D+

AS = Ausgangsstoff, Verschreibungsstatus; BI = Bewährte Indikationen;
CH = Charakteristika; MO = Modalitäten; M = Herstellungsvorschrift,
Kommission-D-Monographie
Näheres siehe Seite 21, Erläuterungen zum Monographieteil

DROSERA

AS Sonnentau; *Drosera rotundifolia* L.

BI Bronchitis; Fieber; Heiserkeit; Husten; Keuchhusten; Laryngitis; Reizhusten

CH Krampfartiger, bellender, trockener Husten; Keuchhusten; Kitzelreiz im Kehlkopf; tief aus der Brust kommender heiserer Husten; Empfindung einer Feder im Kehlkopf; besonders nachts rasch aufeinander folgende Hustenanfälle, Patient bekommt kaum Luft; Brechreiz beim Husten; heftige Stiche in der Brust beim Husten, muss Hände gegen die Brust halten um Besserung zu bekommen; Husten mit Nasenbluten; Steifheit der Gelenke; Abneigung gegen körperliche und geistige Arbeit; angstvoll, unruhig, niedergedrückt, misstrauisch

MO ↑ Bewegung
↓ nach Mitternacht; im Liegen; in Bettwärme; Trinken; Lachen; Singen

M Vorschrift 2a und 7, HAB; Komm.D+

AS = Ausgangsstoff, Verschreibungsstatus; BI = Bewährte Indikationen;
CH = Charakteristika; MO = Modalitäten; M = Herstellungsvorschrift,
Kommission-D-Monographie
Näheres siehe Seite 21, Erläuterungen zum Monographieteil

DULCAMARA

AS Vor der Blüte geerntete Triebe und Blätter des Bittersüßen Nachtschattens; *Solanum dulcamara* L.

BI Asthma; Blasenentzündung; Bronchitis; Durchfall mit Kolik; Gelenkschmerzen; Halsschmerz; Herpes; Heuschnupfen; Husten; Konjunktivitis; Kopfschmerz; Lähmungen; Lippenherpes; Muskel- und Gelenkrheumatismus; Mittelohrentzündung; Nackenschmerzen; Nackensteifigkeit; Nesselsucht; Neurodermitis; Schnupfen; Warzen

CH Folgen von nasskalter Witterung, von Durchnässung (Regen, Baden); bei plötzlichem Wechsel von Wärme zu Kälte, z. B. wenn auf heiße Tage kühle Nächte folgen; oft Beschwerden im Wechsel: Asthma, Hautausschläge oder Rheuma; Durchfälle im Sommer wechselnd mit feuchten Hautausschlägen auf Händen, Armen und Gesicht; superinfizierte Ekzeme; häufige Erkältungen nach Wetterwechsel mit dicken, gelben Absonderungen aus Augen und Nase

MO ↑ Wärme; Bewegung
↓ Nässe; Kälte; rasches Abkühlen nach Schwitzen

M Vorschrift 2a und 7, HAB; Komm.D+

AS = Ausgangsstoff, Verschreibungsstatus; BI = Bewährte Indikationen;
CH = Charakteristika; MO = Modalitäten; M = Herstellungsvorschrift,
Kommission-D-Monographie
Näheres siehe Seite 21, Erläuterungen zum Monographieteil

EUPATORIUM

AS Zu Beginn der Blüte gesammelte oberirdische Teile des Wasserhanfs; *Eupatorium perfoliatum* L.

BI Fieber; Gliederschmerzen; grippaler Infekt; Grippe; Knochenschmerzen; Kopfschmerz; Migräne

CH Fieber mit auffallendem Zerschlagenheitsgefühl; Schmerzhaftigkeit im ganzen Körper; Knochen wie zerbrochen und zerschlagen; Schmerz ganz tiefsitzend; grippaler Infekt mit klopfenden Kopfschmerzen, besser nach dem Aufstehen; Schmerzhaftigkeit der Augäpfel; Schnupfen mit Niesen; Heiserkeit und Husten mit Schmerzhaftigkeit im Brustkorb, muss ihn mit den Händen halten; berstender Kopfschmerz beim Husten; Zunge gelb belegt; großer Durst vor Schüttelfrost und Fieber; Verlangen nach kalten Getränken; Erbrechen nach dem Trinken; Erbrechen von Galle; wenig Schweiß; ausgeprägte Periodizität

MO ↑ Erbrechen (Galle); Schweiß; Unterhaltung
↓ Geruch oder Anblick von Speisen; kalte Luft; Bewegung

M Vorschrift 3a und 7, HAB; Komm.D+

AS = Ausgangsstoff, Verschreibungsstatus; BI = Bewährte Indikationen; CH = Charakteristika; MO = Modalitäten; M = Herstellungsvorschrift, Kommission-D-Monographie
Näheres siehe Seite 21, Erläuterungen zum Monographieteil

EUPHRASIA

AS   Blühender Augentrost; *Euphrasia officinalis* L.

BI   Akute und chronische Katarrhe; Allergie; Amenorrhoe; Augenentzündung; Bindehautentzündung; Blepharitis; Erkältungen; Exanthematisches Fieber; Folge von Augenverletzungen; Grippe; Heuschnupfen; Hornhauttrübungen; Husten; Iritis; Keuchhusten; Kopfschmerz; Masern; Photophobie

CH   Hauptwirkung auf äußeres Auge und Schleimhäute der oberen Luftwege; scharfer Tränenfluss; milder Schnupfen; Augen geschwollen, gerötet, mit wundmachendem, eitrigem Sekret; wischt die Augen; Gefühl als liege ein Haar über dem Auge; lichtscheu; zwinkert oft; katharrhalische Kopfschmerzen; Husten, auch Keuchhusten, nur tagsüber; Auswurf reichlich; schläfrig tagsüber; frostig, kann sich im Bett nicht erwärmen; häufiges Gähnen im Freien

MO   ↑ im Dunkeln; durch Kaffee; frische Luft
       ↓ helles Licht; Wärme; im Zimmer; Südwind; Feuchtigkeit; windiges Wetter; morgens; abends

M   Vorschrift 3a und 7, HAB; Komm.D+

AS = Ausgangsstoff, Verschreibungsstatus; BI = Bewährte Indikationen;
CH = Charakteristika; MO = Modalitäten; M = Herstellungsvorschrift,
Kommission-D-Monographie
Näheres siehe Seite 21, Erläuterungen zum Monographieteil

FERRUM PHOSPHORICUM

AS   Eisenoxidphosphat; $FePO_4 \cdot 4\,H_2O$

BI   Abmagerung; Blutungen; Bronchitis; Durchfall; Erbrechen; Fieber; grippaler Infekt; Grippe; Halsentzündung; Husten; Inkontinenz; Kopfschmerz; Laryngitis; Lungenentzündung; Lymphatismus; Mittelohrentzündung; Masern; Nasenbluten; rheumatische Beschwerden; Schulterrheumatismus

CH   Nervöse, überempfindliche Menschen, mit Neigung zu Kongestionen; auffallende Erschöpfung; Fieber- und Entzündungsmittel im Anfangsstadium; Konstitution: anämisch, schwach, müde, blass mit plötzlichem Erröten des Gesichts; kalte Extremitäten; Neigung zu Erkältungen; Katharrhe der oberen Atemwege; hellrote Blutungen aus jeder Körperöffnung; verzögerte Rekonvaleszenz

MO   ↑ kalte Anwendungen; sanfte Bewegung; Umhergehen
       ↓ nachts; 4–6 Uhr; Bewegung; Berührung

M   Vorschrift 8a und 6, HAB; Komm.D+

AS = Ausgangsstoff, Verschreibungsstatus; BI = Bewährte Indikationen;
CH = Charakteristika; MO = Modalitäten; M = Herstellungsvorschrift,
Kommission-D-Monographie
Näheres siehe Seite 21, Erläuterungen zum Monographieteil

FERRUM PICRINICUM

AS Eisen(II)-pikrat; $(C_6H_2(NO_2)_3O)_2Fe \cdot 5\,H_2O$

BI Ermüdung; nervöse Erschöpfung; Gehörgangsfurunkel; Gelbsucht; Hühneraugen; Leberleiden; Nasenbluten; Prostatahypertrophie; Stimmverlust; Taubheit; Tinnitus; Warzen

CH Wenig geprüftes Mittel, jedoch bei einigen Indikationen bewährt; dunkelhaarige Menschen mit dunklen Augen, Leber- und Gallenleiden, schmutziger Hautverfärbung um die Gelenke; Versagen einer Funktion unter Belastung, z. B. Verlust der Stimme bei einer öffentlichen Ansprache, nervöse Taubheit usw.; Taubheit vaskulären Ursprungs, Ohrgeräusche; Nasenbluten; Prostatahypertrophie im Alter mit Brennen im Blasenhals, häufigem nächtlichem Wasserlassen und Völlegefühl im Rektum; Hühneraugen; Warzen, besonders zahlreich an der Hand auftretend

MO ↓ Ermüdung; Belastung

M Vorschrift 5a und 7, HAB; Komm.D+

AS = Ausgangsstoff, Verschreibungsstatus; BI = Bewährte Indikationen;
CH = Charakteristika; MO = Modalitäten; M = Herstellungsvorschrift,
Kommission-D-Monographie
Näheres siehe Seite 21, Erläuterungen zum Monographieteil

GALPHIMIA

AS Blätter und Blüten von *Thryallis glauca* Poir. (*Galphimia glauca* (Poir.) Cav.)

BI Asthma bronchiale; asthmoide Bronchitis; Ekzeme allergischer Genese; Heuschnupfen

CH Bisher liegt noch kein umfangreiches homöopathisches Arzneimittelbild vor; allergische Reaktionen im Haut- und Schleimhautbereich; organotrop zu den Atemwegen; allergisch bedingte Erkrankungen

MO ↓ Wärme

M Vorschrift 4a und 7, HAB; Komm.D+

AS = Ausgangsstoff, Verschreibungsstatus; BI = Bewährte Indikationen;
CH = Charakteristika; MO = Modalitäten; M = Herstellungsvorschrift,
Kommission-D-Monographie
Näheres siehe Seite 21, Erläuterungen zum Monographieteil

GELSEMIUM

AS Wurzelstock des wilden Jasmin; *Gelsemium sempervirens* AIT.; Verschreibungspflicht bis einschließlich D 3

BI Angst; Bronchitis; Durchfall; Diplopie; geistige, allgemeine Erschöpfung; Erwartungsspannung; Fieber; Geburtserleichterung; grippaler Infekt; Heuschnupfen; Infektion der oberen Atemwege; Kopfschmerz; Lähmung; Lampenfieber; Laryngitis; Migräne; Nackenschmerzen; Neuralgien; Prüfungsangst; Ptosis; Regelstörungen; Schlaflosigkeit; Schreck; Schwäche; Schwindel

CH Hauptwirkung auf das Nervensystem; starke Entkräftung; schläfrig vor Erschöpfung; Schwäche und Zittern; Lähmung von Muskeln; Schweregefühl und Müdigkeit im ganzen Körper und in den Gliedern; Zerschlagenheit; dumpfer Kopfschmerz, beginnend im Nacken; Bandgefühl um den Kopf; Migräne mit Augenbeteiligung; Denken erschwert; sensibel, schüchtern, zaghaft; Gefühlserregungen führen zu körperlichen Leiden

MO ↑ reichlicher Harnabgang; Alkohol; Eintreten von Absonderungen; in frischer Luft
↓ Angst; Erregung; Schreck; Föhn; schwüles Wetter; feuchte Kälte; Hitze; Sonne; vor Gewitter; Denken an Beschwerden; 9–10 Uhr; Bewegung; Tabak

M Vorschrift 3a und 7, HAB; Komm.D+

AS = Ausgangsstoff, Verschreibungsstatus; BI = Bewährte Indikationen;
CH = Charakteristika; MO = Modalitäten; M = Herstellungsvorschrift,
Kommission-D-Monographie
Näheres siehe Seite 21, Erläuterungen zum Monographieteil

GLONOINUM

AS Glyceroltrinitrat; Nitroglycerinum; $C_3H_5N_3O_9$; Verschreibungspflicht bis einschließlich D 3

BI Angina pectoris; Apoplexie; Epilepsie; Gehirnkongestionen; Glomerulonephritis; Herzerkrankungen; Herzklopfen; Hitzewallungen; Ischialgie; Beschwerden im Klimakterium; Konvulsionen; Kopfschmerz; Manie; Meningitis; Migräne; Unterdrückung der Menses; Neuralgie; Seekrankheit; Sonnenstich; Zahnschmerz

CH Tendenz zu plötzlichen, heftigen Unregelmäßigkeiten in der Blutzirkulation; Gefühl des Pulsierens am ganzen Körper; pulsierende Schmerzen; Blutwallungen zum Kopf und zum Herzen; hochrotes Gesicht, klopfende Karotiden; Verlust des Ortssinns; „Hauptkopfmittel"; Kopfschmerz berstend, klopfend, mit Blutandrang zum Kopf; Schwere und Druck auf dem Scheitel; Kopfschmerzen besser durch ruhiges Sitzen, Liegen, Gehen in frischer Luft, durch Entblößen des Kopfes; Folgen von Sonne, Hitze, Furcht, Schreck und Schock

MO ↑ im Freien; an frischer Luft
↓ Hitze, Sonne; Stimulantien; beim Bücken

M Vorschrift 5a und 7, HAB; Komm.D+

AS = Ausgangsstoff, Verschreibungsstatus; BI = Bewährte Indikationen;
CH = Charakteristika; MO = Modalitäten; M = Herstellungsvorschrift,
Kommission-D-Monographie
Näheres siehe Seite 21, Erläuterungen zum Monographieteil

GNAPHALIUM

AS Blühendes Ruhrkraut; *Pseudognaphalium obtusifolium* L.
(*Gnaphalium polycephalum* Michx.)

BI Durchfall; Dysmenorrhoe; Hexenschuss; Ischialgie; Kolik;
Neuritis lumbosacralis; Prostatahypertrophie; Rheumatismus

CH Durchfall wässrig, meist früh am Morgen; Schmerzen im
Oberkiefer; Hexenschuss mit Taubheitsgefühl und
Schwere des Beckens; Ischias: Schmerzen längs des Nerves bis zum Fuß; Ischialgie mit Taubheitsgefühl; Schmerz
wechselt mit Taubheitsgefühl

MO ↑ Sitzen

M Vorschrift 3a und 7, HAB; Komm.D+

AS = Ausgangsstoff, Verschreibungsstatus; BI = Bewährte Indikationen;
CH = Charakteristika; MO = Modalitäten; M = Herstellungsvorschrift,
Kommission-D-Monographie
Näheres siehe Seite 21, Erläuterungen zum Monographieteil

GRAPHITES

AS   Reißblei; natürlich vorkommender Graphit; C

BI   Augenerkrankungen; Aphthen; Ausfluss; Blutarmut; Brustwarzenentzündung; Fissuren; Gerstenkorn; Haarausfall; Hauterkrankungen; Magenschmerzen; Menstruationsstörungen; krankhaft veränderte Nägel; Narbenbeschwerden; Regelschmerzen; Rhagaden; Schwerhörigkeit; Schuppenflechte; Übergewicht; Verstopfung

CH   Übergewichtige Personen, frostig, verstopft, mit Hautproblemen; schnell erkältet; träge im Denken; Entscheidungen fallen schwer; ängstlich, schreckhaft, weint bei Musik, traurig, launisch; viele Hauterkrankungen; Augenlider entzündet, vereitert, aufgesprungen; Haut trocken mit Einrissen (Rhagaden, Fissuren); kleine Verletzungen eitern leicht; Ausschläge nässen mit honigartiger Absonderung; verdickte, deformierte, verfärbte Nägel; Gehörgangsekzem; Regel zu spät, zu spärlich; Abneigung gegen Geschlechtsverkehr bei Frauen; meist verstopft, auch Durchfall mit Unverdautem, beides stinkt stark; Schnupfen mit Schmerz beim Schneuzen

MO   ↑ im Dunkeln; durch Einhüllen; Wärme (bei krampfartigen Magenschmerzen)

       ↓ nachts; während und nach den Menses; Wärme (bei Jucken oder reißenden Zahnschmerzen)

M   Vorschrift 8a und 6, HAB;Komm.D+

AS = Ausgangsstoff, Verschreibungsstatus; BI = Bewährte Indikationen; CH = Charakteristika; MO = Modalitäten; M = Herstellungsvorschrift, Kommission-D-Monographie
Näheres siehe Seite 21, Erläuterungen zum Monographieteil

HAMAMELIS

AS   Rinde und Wurzel der Virginischen Zaubernuss; *Hamamelis virginiana* L.

BI   Bluthusten; Blutungen; Dysmenorrhoe; Ekchymose; Epididymitis; Hämorrhoiden; Kitzelhusten; Kopfschmerz; Menorrhagie; Metrorrhagie; Mittelschmerz und -blutungen; Muskelrheumatismus; Nasenbluten; Orchitis; chronische Pharyngitis; Phlebitis; Schwangerschaft: Muskelkrämpfe, Muskelschmerzen; Ulcus cruris; Varikozele; Varizen; Verletzungen

CH   Hämorrhagien, hauptsächlich passiv, gleichmäßig, stetig fließend, meist dunkel; venöse Blutungen und Stauungen; Venen voll erweitert, schmerzen; vikariierende Blutungen; Schwäche nach Blutverlust; Schwäche größer als dem Blutverlust entspricht; Folgen von Stoß, Schlag, Verwundung und Entzündung; Wundschmerz und Zerschlagenheitsgefühl; hämmernder Kopfschmerz; Blutgeschmack im Mund, auch Schwefelgeschmack; schmerzhafte Varizen; ruhig; vergesslich, kann sich nicht konzentrieren

MO   ↑ Ruhe; ruhiges Liegen
       ↓ Druck; Bewegung; feuchtwarmes Wetter; Berührung

M   Vorschrift 3a und 7, HAB; Komm.D+

AS = Ausgangsstoff, Verschreibungsstatus; BI = Bewährte Indikationen;
CH = Charakteristika; MO = Modalitäten; M = Herstellungsvorschrift,
Kommission-D-Monographie
Näheres siehe Seite 21, Erläuterungen zum Monographieteil

HELLEBORUS

AS   Wurzelstock der Christrose; *Helleborus niger* L.

BI   Demenz; Depression; Enzephalitis; Epilepsie; Gastroenteritis; Gedächtnisschwäche; Gehirnerschütterung; Herzinsuffizienz; Hydrozephalus; Kollaps; Konvulsionen; Konzentrationsschwierigkeiten; Kopfverletzungen; Meningitis; Migräne; Ödeme; Nephritis; Psychose; Zystitis

CH   Herabgesetzte Vitalität; benommen, antwortet langsam, seufzt häufig, runzelt die Stirn; Sinneswahrnehmungen geschwächt; Konzentrationsstörungen; Gehirntraumen; fortgeschrittene Hirnleiden; Konvulsionen am ganzen Körper; schreckliche Angst, traurig, schwermütig; sehr verzweifelt, hilflos; Gesicht blass, fahl; leerer Blick, Augen weit aufgerissen, starrt gedankenlos vor sich hin; lichtunempfindlich; Schlaf wie betäubt; bohrt den Kopf ins Kissen, rollt von einer Seite auf die andere; schreit im Schlaf auf; macht kauende Bewegungen, zupft an den Lippen; bohrt in der Nase; unterdrückte Menses nach unglücklicher Liebe; Urin dunkelrot, fast schwarz, spärlich mit kaffeesatzartigem Sediment

MO   ↑ frische Luft; vermehrte Aufmerksamkeit; beim Denken an die Beschwerden
       ↓ durch Anstrengung; kalte Luft; 16 bis 20 Uhr

M   Vorschrift 4a und 7, HAB; Komm.D+

AS = Ausgangsstoff, Verschreibungsstatus; BI = Bewährte Indikationen;
CH = Charakteristika; MO = Modalitäten; M = Herstellungsvorschrift,
Kommission-D-Monographie
Näheres siehe Seite 21, Erläuterungen zum Monographieteil

HEPAR SULFURIS

AS   Kalkschwefelleber; Calcium sulfuratum Hahnemanni

BI   Abszess; Angina; Asthma; Blepharitis; Bronchitis; Durch-fall; Fisteln; Furunkel; Geschwüre; Halsschmerz; Hautaus-schläge; Husten; Konjunktivitis; Lippenherpes; Lymph-knotenschwellungen; Lungenentzündung; Mittelohrent-zündung; Nasennebenhöhlenentzündung; Pseudokrupp; Schleimhautkatarrhe; Schnupfen; Tonsillenhypertrophie

CH   Lymphatische Konstitution, mit ausgeprägter Neigung zu Eiterungen, besonders an Haut und Lymphknoten; über-empfindlich gegen Kälte, Schmerz und Berührung; große Erkältlichkeit; Katarrhe mit gelber, dicker Absonderung; fortgeschrittene Erkältungen, die sich als Bronchitis oder Sinusitis festsetzen; Mandelentzündungen mit geschwolle-nen Halslymphknoten; Halsweh mit dem Gefühl „man habe eine Gräte im Hals stecken"; Husten mit Brechreiz; Erstickungsanfälle; Haut gelblich, ungesund; reichliche Schweiße, die nicht lindern; Absonderungen übelriechend, säuerlich, „nach altem Käse"; Verlangen nach sauren und scharf gewürzten Speisen

MO   ↑ Wärme; warmes Einhüllen; feuchte Witterung
       ↓ kalte Luft; trockenes, kaltes Wetter; Berührung

M   Vorschrift 8a und 6, HAB; Komm.D+

AS = Ausgangsstoff, Verschreibungsstatus; BI = Bewährte Indikationen;
CH = Charakteristika; MO = Modalitäten; M = Herstellungsvorschrift,
Kommission-D-Monographie
Näheres siehe Seite 21, Erläuterungen zum Monographieteil

HYOSCYAMUS

AS   Blühendes Bilsenkraut; *Hyoscyamus niger* L.; Verschreibungspflicht bis einschließlich D 3

BI   Augenerkrankungen; Blasenlähmung; Blutungen; Bronchitis; Chorea; Delirien; Durchfall; Epilepsie; Erotomanie; Erregung; Geistesstörung; Harninkontinenz; Husten; Hypochondrie; Kindbettpsychose, Lähmung; Manie; Meningitis; Nymphomanie; Pneumonie; Morbus Parkinson; Schlafstörungen; Schluckauf; Stimmungsveränderungen im Wochenbett; Tetanus; Typhus; religiöser Wahn; Zahnschmerzen

CH   Wirkt stark auf ZNS und obere Atemwege; Manien streitsüchtigen, obszönen Charakters; Delirien; große Unruhe mit starken Ausbrüchen wechselt mit oder mündet in Benommenheit bis zur Bewusstlosigkeit; Puls hoch, Gesicht bleich, Pupillen weit; Zunge trocken, steif; Misstrauen, Furcht vergiftet zu werden; Lachen, Weinen, Schreien; gewalttätig; will Geschlechtsteile entblößen; Eifersucht; zittrige Schwäche; Sehnenzucken, Muskelzucken; klonische Krampfanfälle; spastische Zustände der Atemwege und des Gastrointestinal-Traktes; trockener Kitzelhusten, schlechter nachts und beim Hinlegen; unwillkürlicher Urin- oder Stuhlabgang; plötzliches Erwachen mit Schreck

MO   ↑ durch Aufsitzen; Bewegung
       ↓ nachts; beim Hinlegen; emotionale Erregung

M   Vorschrift 2a und 7, HAB; Komm.D+

AS = Ausgangsstoff, Verschreibungsstatus; BI = Bewährte Indikationen; CH = Charakteristika; MO = Modalitäten; M = Herstellungsvorschrift, Kommission-D-Monographie
Näheres siehe Seite 21, Erläuterungen zum Monographieteil

HYPERICUM

AS   Blühendes Johanniskraut; *Hypericum perforatum* L.

BI   Augenverletzungen; funktionelle Depression; Geburtsfolgen; Gehirnerschütterung; Haarausfall; Hämorrhoiden;
Knochenbrüche; Kopfschmerz; Nervenverletzungen; Neuralgien; Neuritis; offene und stumpfe Verletzungen; Zahnextraktion

CH   Verletzungen aller Art, insbesondere Quetschungen und
Verletzungen von nervenreichem Gewebe, Kopf-, Wirbel-
säulen-, Fingerkuppenverletzungen, verbunden mit unerträglichen, qualvollen Schmerzen; Stich-, Schnitt-, Riss-
und Bisswunden; Nervenschmerzen nach Verletzungen
und Operationen, nach Gehirnerschütterung und Rücken-
markserschütterung; Steißbeinschmerz nach Sturz;
Schmerzen schießen den Nervenbahnen entlang; Konvulsionen nach Kopf- oder Wirbelsäulentrauma; Folgen von
Schreck, Schock; depressive Verstimmung oder Melancholie; weinerlich, niedergedrückt; Gedankenschwäche;
Gefühl wie hoch in die Luft gehoben zu werden und Angst
zu fallen

MO   ↑ ruhiges Liegen; Rückwärtsbiegen
↓ Kälte; feuchtkaltes Wetter; Wetterwechsel; geschlosse-
ner Raum; Bewegung; Berührung

M   Vorschrift 3a und 7, HAB; Komm.D+

AS = Ausgangsstoff, Verschreibungsstatus; BI = Bewährte Indikationen;
CH = Charakteristika; MO = Modalitäten; M = Herstellungsvorschrift,
Kommission-D-Monographie
Näheres siehe Seite 21, Erläuterungen zum Monographieteil

IGNATIA

AS Samen der Ignatiusbohne; *Ignatia amara* L., *Strychnos ignatii* BERG; Verschreibungspflicht bis einschließlich D 3

BI Angst; Erkrankungen des Anus; gestörter Appetit; Dysmenorrhoe; Epilepsie; Flatulenz; Folgen von Furcht; Hämorrhoiden; Heimweh; Herzerkrankungen; Hysterie; Ischialgie; Kopfschmerz; Kummer; Lymphknotenvergrößerung; Rektumprolaps; Schlafstörungen; Schreck; Schluckauf; Schock; Schwangerschaft: Stimmungsveränderungen; Stimmverlust; Trauer; Zahnung; Zahnschmerz; Folgen von Zorn

CH Wichtiges Mittel für Beschwerden durch Kummer, Schreck, Verlust von geliebten Personen, Heimweh oder unglückliche Liebe; meist temperamentvolle Frauen; sehr empfindlich mit wechselhaften Launen und schneller Auffassungsgabe; viel Seufzen, Lach- und Weinkrämpfe, Hysterie; körperliche und psychische Symptome wechseln sich häufig ab und sind oft widersprüchlich („paradoxe Symptome")

MO ↑ beim Essen; Lagewechsel
↓ morgens; im Freien; nach dem Essen; Kaffee; Rauchen

M Vorschrift 4a und 7, HAB; Komm.D+

AS = Ausgangsstoff, Verschreibungsstatus; BI = Bewährte Indikationen;
CH = Charakteristika; MO = Modalitäten; M = Herstellungsvorschrift,
Kommission-D-Monographie
Näheres siehe Seite 21, Erläuterungen zum Monographieteil

IPECACUANHA

AS Unterirdische Teile der Brechwurzel; *Cephaelis ipecacuanha* (BROT.) A. RICH.; Verschreibungspflicht bis einschließlich D 3

BI Asthma; Augenerkrankungen; Blutung; Bronchitis; Cholera; Durchfall; Dysenterie; Erbrechen; Fieber; Gallensteinkolik; Gelbfieber; Hämatemesis; Husten; Katarrh; Keuchhusten; Konvulsionen; Magengeschwür; Menstruationsstörungen; Migräne; Nasenbluten; Schwangerschaft: Erbrechen, Übelkeit; Speichelfluss; Tetanus; Typhus; Übelkeit; Zahnschmerzen

CH Hauptwirkungsrichtung: Nervus vagus, Schleimhäute der Atemwege und des Gastrointestinaltraktes; andauernde Übelkeit begleitet viele Beschwerden; Erbrechen bessert nicht, nichts bessert; viel Speichelfluss; Magenverstimmung, Diarrhoe nach unbekömmlicher, fetter Kost; übellaunig, reizbar, verachtet alles; trockener, krampfartiger Husten mit Atemnot; Blaufärbung und Starre bei Keuchhusten; Husten mit Nasenbluten; rasselnder Schleim kann nicht abgehustet werden; hellrote, reichliche Blutungen aus allen Körperöffnungen

MO ↓ Wärme; schwüles Wetter; Hinlegen; üppiges Essen

M Vorschrift 4a und 7, HAB; Komm.D+

AS = Ausgangsstoff, Verschreibungsstatus; BI = Bewährte Indikationen;
CH = Charakteristika; MO = Modalitäten; M = Herstellungsvorschrift,
Kommission-D-Monographie
Näheres siehe Seite 21, Erläuterungen zum Monographieteil

IRIS

AS Wurzelstock der buntfarbigen Schwertlilie; *Iris versicolor* L.

BI Durchfälle; Erbrechen; Gastritis; Herpes zoster; Hyperemesis gravidarum; Ischialgie; Kopfschmerz; Leberschwellung; Migräne; Pankreatitis; Schwangerschaft; Sodbrennen

CH Ausgeprägte Säurebeschwerden: saures Aufstoßen, saures Erbrechen, Sodbrennen; brennende Empfindungen: brennendes Gefühl im Magen, Brennen am Anus, Brennen des gesamten Verdauungskanals etc.; reichlich Speichelfluss; Leber schmerzempfindlich; Kopfschmerz mit Übelkeit und Erbrechen; Migräne als Folge geistiger Anstrengung, oft an Ruhetagen, „Sonntagsmigräne"; Migräne beginnt mit Trübsichtigkeit, Blindheit; Pustelausschlag auf der Kopfhaut

MO ↑ dauernde Bewegung
↓ abends; nachts; Ruhe

M Vorschrift 3a und 7, HAB; Komm.D+

AS = Ausgangsstoff, Verschreibungsstatus; BI = Bewährte Indikationen;
CH = Charakteristika; MO = Modalitäten; M = Herstellungsvorschrift,
Kommission-D-Monographie
Näheres siehe Seite 21, Erläuterungen zum Monographieteil

KALIUM BICHROMICUM

AS Kaliumdichromat; $K_2Cr_2O_7$; Verschreibungspflicht bis einschließlich D 3

BI Anämie; Asthma; Bronchitis; Dyspepsie; Geschwüre; Heuschnupfen; Iritis; Ischialgie; Kachexie; Konjunktivitis; Kopfschmerz; Magengeschwüre; Mittelohrentzündung; Nasennebenhöhlenentzündung; Neuralgien; Otalgie; Rheumatismus; Schleimhautgeschwüre; Schnupfen; Urethritis

CH Besonders für hellhaarige, adipöse Personen und rundliche Kinder mit Infektanfälligkeit der Atemwege; Schleimhäute sind besonders betroffen; zäher, klebriger, fadenziehender Schleim evtl. eitrig; Nasennebenhöhlenentzündung nach Schnupfen mit verstopfter Nase; Nasenwurzel druckempfindlich; Kopfschmerzen; Augen morgens verklebt mit eitrigem Sekret; Schmerzen an eng umschriebenen Stellen, wandern rasch; Geschwüre sind scharf begrenzt, wie ausgestanzt; Verlangen nach Bier, aber Unverträglichkeit; Gastritis der Biertrinker; Zunge dick gelb belegt; Verlust des Geruchssinns

MO ↑ durch Hitze, Wärme
↓ morgens; durch Bier; beim Ausziehen

M Vorschrift 5a und 7, HAB; Komm.D+

AS = Ausgangsstoff, Verschreibungsstatus; BI = Bewährte Indikationen;
CH = Charakteristika; MO = Modalitäten; M = Herstellungsvorschrift,
Kommission-D-Monographie
Näheres siehe Seite 21, Erläuterungen zum Monographieteil

KALIUM CARBONICUM

AS Kaliumkarbonat; K_2CO_3

BI Abort; Asthma; Bronchitis; Endokarditis; Erkältungsneigung; Erschöpfung; Flatulenz; Haarausfall; Hämorrhoiden; Herzschwäche; Keuchhusten; Kopfschmerz; Magenschmerzen; Myokarditis; Ödeme; Pneumonie; Rückenschmerzen; Schlaflosigkeit; Sinusitis; Stillzeit; Erschöpfung; Verstopfung

CH Allgemeine Schwäche, Erschöpfung, Müdigkeit; Tagesschläfrigkeit; stechende Schmerzen; sehr empfindlich gegen Luftzug; extreme Erkältungsneigung; frostig, Bedürfnis nach Wärme; pflichtbewusst, dogmatisch, kontrolliert; starre Prinzipien; reizbar; schreckhaft; Angst vor dem Alleinsein, um die Gesundheit; Abneigung vor Berührung; Rückenschmerzen, Rückenschwäche; schwitzt leicht; Angst wird im Magen empfunden; viele Magenbeschwerden; Angstgefühl in der Herzgrube, Stiche am Herzen; säckchenartige Schwellung zwischen Oberlidern und Augenbrauen

MO ↑ Wärme; Umhergehen; tagsüber
↓ gegen 3 Uhr morgens; Kälte; Zugluft; Liegen auf der kranken Seite; nach dem Geschlechtsverkehr

M Vorschrift 5a und 6, HAB; Komm.D+

AS = Ausgangsstoff, Verschreibungsstatus; BI = Bewährte Indikationen;
CH = Charakteristika; MO = Modalitäten; M = Herstellungsvorschrift,
Kommission-D-Monographie
Näheres siehe Seite 21, Erläuterungen zum Monographieteil

KALIUM PHOSPHORICUM

AS Kaliumdihydrogenphosphat; KH_2PO_4

BI Amenorrhoe; Asthma; Atrophie; Dysenterie; nervöse Dyspepsie; geistige Erschöpfung; unruhige, zappelige Füße; Gangrän; Haarausfall; Heuschnupfen; Hypochondrie; Hysterie; Ischialgie; Karbunkel; Lähmung; Magengeschwür; Melancholie; Mundgeruch; Noma; Panaritium; Pavor nocturnus; Pneumonie; Schlaflosigkeit; Stillzeit: Erschöpfung; psychovegetatives Syndrom

CH Die Hauptwirkungsrichtung zielt auf das Nervensystem; oft passend für schlanke, nervenschwache, niedergeschlagene Menschen, die schnell aufschrecken und schon bei geringer Anstrengung erschöpft sind; überarbeitete Studenten, Menschen mit vielen psychovegetativen Störungen, „Nervenbündel"; Verlangen nach eiskaltem Wasser, Essig und Süßem; Ursachen der Beschwerden sind meist Aufregung, Überarbeitung oder Sorgen

MO ↑ Wärme; sanfte, kurz andauernde Bewegung
↓ früh morgens (3–5 Uhr); durch körperliche und geistige Anstrengung; Kälte; Aufregung; Sorgen

M Vorschrift 5a und 6, HAB; Komm.D+

AS = Ausgangsstoff, Verschreibungsstatus; BI = Bewährte Indikationen;
CH = Charakteristika; MO = Modalitäten; M = Herstellungsvorschrift,
Kommission-D-Monographie
Näheres siehe Seite 21, Erläuterungen zum Monographieteil

KREOSOTUM

AS   Buchenholzteerkreosot, durch Destillation aus Buchenholzteer gewonnen; Verschreibungspflicht bis einschließlich D 3

BI   Abmagerung; Bronchitis; Diabetes; Durchfall; Ekzem; Fluor; Geschwüre; Hämorrhagien; Hämorrhoiden; Karies; Kopfschmerz; Menorrhagie; Mundgeruch, Nesselsucht; Neuralgien; Pruritus vulvae; rheumatische Beschwerden; Reizblase; Schwangerschaftserbrechen; Ulcus ventriculi et duodeni; Zahnfleischbluten; Zahnungsbeschwerden

CH   Heftiger Juckreiz der Haut; entzündliche Hautveränderungen; kleine Wunden bluten stark; alle Absonderungen sind faulig, stinkend, ätzend, wundmachend; unheilsame, nässende Geschwüre; Pulsationen im ganzen Körper; Speichelfluss stark; großer Durst; Zahnfleisch geschwollen, blutend; übler Mundgeruch; plötzlicher Harndrang; unverdautes Erbrechen; Leib sehr druckempfindlich, aufgetrieben, Kleider müssen gelöst werden; schwierige Zahnung; reizbar, schlecht gelaunt, niedergeschlagen, verzweifelt; Aussehen: mager, krank, fahl

MO   ↑ Wärme; Bewegung
      ↓ Ruhe; Kälte; frische Luft

M   Vorschrift 5a und 7, HAB; Komm.D+

AS = Ausgangsstoff, Verschreibungsstatus; BI = Bewährte Indikationen;
CH = Charakteristika; MO = Modalitäten; M = Herstellungsvorschrift,
Kommission-D-Monographie
Näheres siehe Seite 21, Erläuterungen zum Monographieteil

LAC CANINUM

AS   Milch der Hündin

BI   Angina tonsillaris; Brustdrüsenentzündung; Diphtherie; Dysmenorrhoe; Galaktorrhoe; Ischialgie; Kopfschmerz; Milchstau; Milchüberschuss; Pharyngitis; Phobien; Prämenstruelles Syndrom; Schnupfen

CH   Seitenwechsel der Beschwerden; wandernde Beschwerden; überempfindlich auf Geräusche, Licht und Berührung; gesteigerte Einbildungskraft; Halluzinationen; Furcht vor Schlangen, Spinnen, Krankheit, Tod; Empfindung zu schweben; sehr vergesslich, zerstreut; macht Fehler beim Sprechen und Schreiben; wenig Selbstwertgefühl; extrovertiert, ruhelos, hoffnungslos; Hals schmerzt während der Periode; Schwellung und Schmerzen in den Brüsten vor und während der Regel, schlimmer durch Erschütterung; Halsschmerzen ziehen in die Ohren, glänzende wie lackierte Ablagerungen auf den Mandeln; Verlangen nach Salz, Gewürztem, Pfeffer

MO   ↑ kalte Anwendungen
      ↓ Erschütterung; Berührung; morgens am ersten und abends am zweiten Krankheitstag

M   Vorschrift 1 und 7, HAB; Komm.D+

AS = Ausgangsstoff, Verschreibungsstatus; BI = Bewährte Indikationen;
CH = Charakteristika; MO = Modalitäten; M = Herstellungsvorschrift,
Kommission-D-Monographie
Näheres siehe Seite 21, Erläuterungen zum Monographieteil

LACHESIS

AS   Gift der Buschmeisterschlange; *Lachesis mutus* L.; Verschreibungspflicht bis einschließlich D3

BI   Alkoholismus; Bluthochdruck; Blutvergiftung; Delirium tremens; Eierstockleiden; Embolie; Entzündungen; Uterusleiden; Hämorrhagien; Herzerkrankungen; purpurbläuliche Hauterscheinungen; Hämorrhoiden; Kopfschmerz; Prämenstruelles Syndrom; Schwangerschaft: Stimmungsveränderungen; Sonnenstich; Thrombosen; Tonsillitis; Varizen; Wechseljahre

CH   Lachesis ist ein Polychrest und Konstitutionsmittel; Beschwerden betreffen meist die linke Seite oder schreiten von links nach rechts fort; der Patient schläft in die Verschlimmerung hinein; nichts Einengendes wird ertragen, weder im psychischen Bereich, noch körperlich an Hals, Taille; manische Zustände mit Überstimulation wechseln mit depressiv, ängstlichen Phasen; oft sehr gesprächig, übererregbar; aggressiv, eifersüchtig und misstrauisch

MO   ↑ frische Luft; Absonderungen (z. B. Blut, Eiter)
↓ während und nach dem Schlaf; Berührung; Bewegung; Temperaturextreme

M   Vorschrift 6 und Sondervorschrift, HAB; Komm.D+

AS = Ausgangsstoff, Verschreibungsstatus; BI = Bewährte Indikationen;
CH = Charakteristika; MO = Modalitäten; M = Herstellungsvorschrift,
Kommission-D-Monographie
Näheres siehe Seite 21, Erläuterungen zum Monographieteil

LEDUM

AS Junge Sprossen des Sumpfporsts; *Ledum palustre* L.

BI Akne; Augenverletzungen; Bisswunden; Bluthusten; Bronchialasthma; Bronchitis; Darmblutungen; Dermatitis; Durchfälle; Erbrechen; Exantheme; Gastritis der Trinker; Gelenkrheumatismus; Gelenkschmerzen; Gicht; Insektenstich; Ischialgie; Keuchhusten; Kollaps; Konvulsionen; Lumbago; Lungenblutungen; Lymphangitis; Muskelrheumatismus (Nacken, Schulter); Nasenbluten; Neuralgien; Neuritiden; Petechien; Phlegmonen; Quetschungen; Schwindel; Stichwunden; offene Verletzungen

CH Hauptwirkungsrichtung: Gelenke, Muskeln, Bindegewebe, Haut; Leitsymptome: Mangel an Lebenswärme mit viel Frieren und Frösteln, Bettwärme wird trotzdem nicht vertragen; stechender Schmerz; Jucken und Schwellung der Haut; Infektionen von punktförmigen Stichwunden, Insektenstichen, Nadelstichen, Tierbissen; Neigung zu Blutungen aus den Schleimhäuten

MO ↑ Eintauchen in kaltes Wasser; kalte Umschläge
↓ Bettwärme; nachts; durch Bewegung; Alkohol

M Vorschrift 4a und 7, HAB; Komm.D+

AS = Ausgangsstoff, Verschreibungsstatus; BI = Bewährte Indikationen;
CH = Charakteristika; MO = Modalitäten; M = Herstellungsvorschrift,
Kommission-D-Monographie
Näheres siehe Seite 21, Erläuterungen zum Monographieteil

LILIUM TIGRINUM

AS   Blühende Tigerlilie, ohne Zwiebel; *Lilium lancifolium* THUNB.

BI   Arrhythmie; Depression; Dysmenorrhoe; Fluor; Kopfschmerz; Prämenstruelles Syndrom; Senkungsbeschwerden; Uterusprolaps; Zystitis

CH   Extrem reizbar, heftig, zornig; Trost verschlimmert; sehr ruhelos, fühlt sich wie unter dem Druck drängender Pflichten; Konflikt zwischen stark ausgeprägter Sexualität und stark ausgeprägter Moral; Gefühl innerer Unruhe; gehetzt, in Eile; Konzentrationsschwierigkeiten; Sorge um das Seelenheil; Angst vor schwerer Krankheit; Wechsel der Gemütszustände; Gefühl von Zusammenschnüren am Herzen; Gefühl des Herabdrängens, als ob der gesamte Beckeninhalt zur Scheide hinauswollte, schlägt deshalb die Beine übereinander; Periodenblutung fließt nur beim Gehen, hört auf beim Liegen oder Stehen; häufiger Harndrang; ständiger Stuhldrang

MO   ↑ Bewegung; im Freien; Beschäftigung
       ↓ abends; nachts; im warmen Raum

M   Vorschrift 2a und 7, HAB; Komm.D+

AS = Ausgangsstoff, Verschreibungsstatus; BI = Bewährte Indikationen; CH = Charakteristika; MO = Modalitäten; M = Herstellungsvorschrift, Kommission-D-Monographie
Näheres siehe Seite 21, Erläuterungen zum Monographieteil

LUFFA

AS Luffaschwamm; *Luffa operculata* COGN.

BI Anosmie; Heuschnupfen; akuter und chronischer Schnupfen

CH Akuter oder chronischer Fließ- und Stockschnupfen; Empfindlichkeit der Nasenschleimhaut; Nase sehr trocken, ausgesprochenes Trockenheitsgefühl; Borkenbildung an den Nasenwänden; seltenes Niesen, weder drinnen noch draußen; Schnupfen, vor allem morgens akut mit klarem evtl. weißlichem Nasensekret; Stirnkopfschmerz; Müdigkeit, Antriebslosigkeit, Gleichgültigkeit und Gereiztheit

MO ↑ im Freien
↓ warme, trockene Zimmerluft

M Vorschrift 4a und 7, HAB; Komm.D+

AS = Ausgangsstoff, Verschreibungsstatus; BI = Bewährte Indikationen;
CH = Charakteristika; MO = Modalitäten; M = Herstellungsvorschrift,
Kommission-D-Monographie
Näheres siehe Seite 21, Erläuterungen zum Monographieteil

LYCOPODIUM

AS   Sporen des Bärlapps; *Lycopodium clavatum* L.

BI   Angina; Augen- und Lidrandentzündung; Blähungen; Blähungskoliken bei Säuglingen; Ekzeme; Gallenleiden; Gerstenkorn; Gicht; Haarausfall; Hämorrhoiden; Impotenz; Katarrhe der Nase, des Rachens, des Magens, der Blase; Koliken; Konzentrationsschwierigkeiten; Krampfadern; Leberstörung; Nachtblindheit; Nierensteine; Pneumonie; Prämenstruelles Syndrom; Rheumatismus; Verstopfung; Wadenkrämpfe

CH   Wichtiges Konstitutionsmittel und Polychrest; wirkt besonders auf Leber, Nieren, Blase, Magen-Darmkanal; hagere Personen mit vielen Blähungen im Unterbauch; satt nach wenigen Bissen; Völlegefühl; Gürtel ist unerträglich; Oberkörper abgemagert trotz ausreichender Nahrungsaufnahme; Zunge weiß-gelb belegt; Rückenschmerz in der Nierengegend; roter Sand im Urin; Symptome überwiegend auf der rechten Körperseite, oder sie wandern von rechts nach links; Verlangen nach Süßem; angezeigt bei Menschen mit gelblicher Hautfarbe, sehen meist älter aus als sie sind; ertragen keinen Widerspruch; sie sind intelligent, ehrgeizig, ängstlich, feige, unsicher, herrisch, reizbar; Kinder mit lymphatischer Konstitution, mangelnder Ausdauer, rasch erschöpft, oft frühreif und altklug

MO   ↑ Bewegung; im Freien; warme Speisen und Getränke
         ↓ von 16.00 Uhr – 20.00 Uhr; nach dem Essen; Ruhe

M   Vorschrift 4a und 7, HAB; Komm.D+

AS = Ausgangsstoff, Verschreibungsstatus; BI = Bewährte Indikationen;
CH = Charakteristika; MO = Modalitäten; M = Herstellungsvorschrift,
Kommission-D-Monographie
Näheres siehe Seite 21, Erläuterungen zum Monographieteil

MAGNESIUM CARBONICUM

AS Kristallwasserhaltiges, schweres, basisches Magnesium-
carbonat; $(MgCO_3)_3 \cdot Mg(OH)_2 \cdot 3H_2O$

BI Durchfall; Dyspepsie; Husten; Koliken; Milchunverträglichkeit; Nervosität; Neuralgien; Regelstörungen; Schwäche; Schwangerschaftsübelkeit; Verstopfung; Zahnschmerzen

CH Oft bei nervöser Überempfindlichkeit durch ein Übermaß
an Sorgen, Nöten; erschöpfte, selbstverlorene Kinder;
ängstlich; zusammengebrochene, ausgelaugte Frauen;
Sinne gereizt; brauchen friedliche Umgebung; Schwerhörigkeit, Ohrgeräusche; Erkrankung der Kieferhöhlen;
neuralgische Schmerzen, blitzartig den Nerv entlang,
zwingen zum Umhergehen; Krämpfe, Koliken an allen
Hohlorganen; saures Aufstoßen, Sodbrennen; saures
Erbrechen, saure Stühle, ganzer Körper riecht sauer; Säug-
linge mit Milchunverträglichkeit, nehmen nicht an
Gewicht zu; grüne, schaumige Durchfälle; Verstopfung
durch psychische Belastung; Zahn-, Halsschmerz vor der
Regel; Menses fließen nur nachts, im Liegen

MO ↑ Gehen; frische Luft
↓ abends und besonders nachts

M Vorschrift 8a und 6, HAB; Komm.D+

AS = Ausgangsstoff, Verschreibungsstatus; BI = Bewährte Indikationen;
CH = Charakteristika; MO = Modalitäten; M = Herstellungsvorschrift,
Kommission-D-Monographie
Näheres siehe Seite 21, Erläuterungen zum Monographieteil

MAGNESIUM PHOSPHORICUM

AS Magnesiummonohydrogenphosphat; $MgHPO_4 \cdot 3H_2O$

BI Angina pectoris; Asthma; Bauchschmerzen; Blähungskoliken bei Säuglingen; Chorea; Dysmenorrhoe; Gallenkolik; Husten; Ischialgie; Kopfschmerz; Magenkrampf; Menstruationskolik; Muskelkrämpfe; Nabelkoliken bei Kindern; Nierenkolik; Neuralgien; Prämenstruelles Syndrom; Schluckauf; Schreibkrampf; Schulkopfschmerz; Schwangerschaft: Muskelkrämpfe, Mutterbänderschmerz; Schwindel; Zahnungsbeschwerden bei Kindern; Zahnschmerzen

CH Krampf- und kolikartige Schmerzen in allen Hohlorganen; Blähungsauftreibung des Leibes; neuralgische Schmerzen, schneidend und stechend, plötzlich blitzartig kommend und gehend; Abneigung gegen Kaffee; Erscheinungsbild: ängstlich, nervös und erschöpft; unfähig klar zu denken

MO ↑ Druck; Zusammenkrümmen; Wärme
↓ bei Nacht; Kälte; Berührung und Bewegung

M Vorschrift 8a und 6, HAB; Komm.D+

AS = Ausgangsstoff, Verschreibungsstatus; BI = Bewährte Indikationen;
CH = Charakteristika; MO = Modalitäten; M = Herstellungsvorschrift,
Kommission-D-Monographie
Näheres siehe Seite 21, Erläuterungen zum Monographieteil

MEDORRHINUM

AS   Nosode aus gonorrhoischem Eiter

BI   Allergie; Arthritis; Asthma; Bettnässen; Ekzem; Gastritis; Gedächtnisschwäche; Gicht; Gonorrhoe; Härmorrhoiden; Halluzinationen; Halsentzündung; Harninkontinenz; Herpes; Hypertonie; Impotenz; Konjunktivitis; Kopfschmerz; Leukorrhoe; Migräne; Neuralgien; Otitis; Rheumatismus; Rhinitis; Sinusitis; Tonsillitis; Urethritis; Warzen; Windeldermatitis; Zystitis

CH   Nervös, überreizt, unruhig, ständig in Eile; hypersensibel, ängstlich, sensitiv; widerstandslos gegen seelische Eindrücke; verwirrt in Bezug auf die eigene Identität; gegensätzliche Extreme; wechselnde Stimmung; gestörtes Zeitgefühl; alles erscheint unwirklich; ausgeprägtes Sexualverlangen; Konzentrationsmangel; Verlangen nach Stimulantien, besonders Alkohol; Nachtmenschen; übler Geruch der Ausscheidungen; Füße brennen, empfindliche Fußsohlen; Nägelkauen; schläft auf dem Bauch oder in Knie-Ellenbogen-Lage; Heißhunger, selbst nach dem Essen; Verlangen nach Orangen, nach unreifen Früchten; unterdrückte Gonorrhoe (oder in der Vorgeschichte); Unterdrückung von Absonderungen; chron. oder rezidivierende Entzündungen (obere Luftwege, Magen-Darm-Trakt, Geschlechtsorgane)

MO   ↑ Bauchlage; durch Absonderungen; am Meer; bei feuchtem Wetter; nachts
           ↓ tagsüber, besonders vormittags; während Gewitter; Hitze; beim Denken an die Beschwerden

M   Vorschrift 44 und 7, HAB; Komm.D+

AS = Ausgangsstoff, Verschreibungsstatus; BI = Bewährte Indikationen; CH = Charakteristika; MO = Modalitäten; M = Herstellungsvorschrift, Kommission-D-Monographie
Näheres siehe Seite 21, Erläuterungen zum Monographieteil

MELILOTUS

AS   Oberirdische Teile (ohne verholzte Stengel) des Steinklees; *Melilotus officinalis* (L.) PALLAS

BI   Hämorrhoiden; Krampfadern; Kopfschmerz; Migräne; Nasenbluten; Neuralgien

CH   Blutandrang zum Kopf, oft infolge von Sonnenhitze; heftige Kopfschmerzen mit intensiver Röte und Hitze des Gesichts; Druckgefühl über den Augen; klopfende Halsschlagadern; Kopfschmerzen bessern sich schlagartig durch Nasenbluten; häufige Anfälle von profusem Nasenbluten; Neuralgien im ganzen Kopf

M   Vorschrift 3a und 7, HAB; Komm.D+

AS = Ausgangsstoff, Verschreibungsstatus; BI = Bewährte Indikationen;
CH = Charakteristika; MO = Modalitäten; M = Herstellungsvorschrift,
Kommission-D-Monographie
Näheres siehe Seite 21, Erläuterungen zum Monographieteil

MERCURIUS SOLUBILIS

AS   Hydrargyrum oxydulatum nigrum Hahnemanni; Gemenge aus $NH_2Hg_2NO_3$, Hg und Hg_2O; Verschreibungspflicht bis einschließlich D3

BI   Abszess; Angina; Aphthen; Augenentzündung; Dickdarmentzündung; Diphterie; Durchfall; Ekzeme; Furunkel; Gelenkrheumatismus; Geschwüre; Gingivitis; Haarausfall; Halsschmerz; Hautausschläge; Katarrhe; Konjunktivitis; Lymphknotenentzündungen; Mittelohrentzündung; Mumps; Mundgeruch; Mundsoor; Nasennebenhöhlenentzündung; Stomatitis; Syphilis; Zahnfleischbluten; Zahnschmerzen

CH   Angezeigt bei Entzündungen der Schleimhäute des Verdauungstraktes (Mund, Rachen, Rektum), des Lymphsystems, sowie der Haut, mit Neigung zu Eiterungen; die Schleimhäute sind rot, livide und geschwollen oder mit grau-gelben Belägen, teilweise blutend mit Neigung zu Geschwürbildung; alle Absonderungen sind schleimig, gelb-grün oder eitrig; Begleiterscheinungen vieler Krankheiten sind übelriechende Schweiße, die jedoch keine Erleichterung bringen; vermehrter Speichelfluss, vor allem nachts; übler Mundgeruch; andauerndes Frösteln mit großer Erkältungsneigung; Zittern der Hände und der Zunge; großer Durst; metallischer Geschmack im Mund; seelischgeistig verändert sich der korrekte, gewissenhafte Mensch hin zu erhöhter Reizbarkeit mit verlangsamtem Denken und Handeln

MO   ↑ Ruhe
       ↓ nachts; Bettwärme; feuchtnasses Wetter

M   Vorschrift 8a und 6, HAB; Komm.D+

AS = Ausgangsstoff, Verschreibungsstatus; BI = Bewährte Indikationen;
CH = Charakteristika; MO = Modalitäten; M = Herstellungsvorschrift,
Kommission-D-Monographie
Näheres siehe Seite 21, Erläuterungen zum Monographieteil

MILLEFOLIUM

AS Kraut der blühenden Schafgarbe; *Achillea millefolium* L.

BI Blutungen; Dysmenorrhoe; Hämorrhoiden; Leukorrhoe; Menorrhagie; Nasenbluten; Folgen von Verletzungen

CH Hellrote Blutungen jeder Genese; Blutungen nach Anstrengung, Verletzungen und unterdrückten Sekretionen, Blutungen aus allen Organen (Nase, Magen, Darm, Blase, Uterus, Lunge,...), aus Wunden; Bluthusten; blutende Hämorrhoiden; Blutungen dünnflüssig, kontinuierlich fließend; Menses zu früh, reichlich, zu lange; Schwindel bei langsamer Bewegung (nicht bei schneller Bewegung); schmerzhafte Krampfadern während der Schwangerschaft; Magen- und Bauchkrämpfe

M Vorschrift 3a und 7, HAB; Komm.D+

AS = Ausgangsstoff, Verschreibungsstatus; BI = Bewährte Indikationen; CH = Charakteristika; MO = Modalitäten; M = Herstellungsvorschrift, Kommission-D-Monographie
Näheres siehe Seite 21, Erläuterungen zum Monographieteil

MOSCHUS

AS   Sekret des Moschusbocks; *Moschus moschiferus*

BI   Asthma; Atemnot; Dysmenorrhoe; Flatulenz; Globus hystericus; Hysterie; Lach- und Weinkrämpfe; Menorrhagie; Ohnmacht; nervöser Schluckauf; sexuelle Störungen

CH   Erregungszustände mit Ausbrüchen von Affekten wie Zornesanfälle, Zerstörungswut, ungehemmtes Schimpfen, Hysterie; Ohnmacht, Kollapsgefühl durch Gefühlserregung; Ohnmachtsanwandlung mit todblassem Gesicht und bläulichen Lippen; kalte Haut; Schwindel mit Kopfschmerz; Empfindung auf der Brust wie zusammengeschnürt; hysterisches Herzklopfen; hysterische Spasmen; Übelkeit und Erbrechen beim Anblick von Speisen; Verschlechterung durch Kälte

MO   ↑ frische Luft; Wärme
       ↓ Kälte

M   Vorschrift 4b und 7, HAB; Komm.D+

AS = Ausgangsstoff, Verschreibungsstatus; BI = Bewährte Indikationen;
CH = Charakteristika; MO = Modalitäten; M = Herstellungsvorschrift,
Kommission-D-Monographie
Näheres siehe Seite 21, Erläuterungen zum Monographieteil

MYRISTICA

AS Roter Saft aus der verletzten Rinde des Talgmuskatbaums; *Virola sebifera* (*Myristica sebifera* Sw.)

BI Abszesse; Eiterungen; Fisteln; Furunkel; Panaritium; Phlegmone; Ulzerationen

CH Mittel mit großer antiseptischer und entzündungshemmender Wirkung; Eiterungen werden schnell zur Einschmelzung gebracht, Abszesse reifen rasch, spontaner Durchbruch wird gefördert; wird auch als „homöopathisches Messer" bezeichnet, da es die Verwendung des Skalpells oft unnötig macht; viel gebraucht bei Panaritiden

M Vorschrift 5a und 7, HAB; Komm.D+

AS = Ausgangsstoff, Verschreibungsstatus; BI = Bewährte Indikationen;
CH = Charakteristika; MO = Modalitäten; M = Herstellungsvorschrift,
Kommission-D-Monographie
Näheres siehe Seite 21, Erläuterungen zum Monographieteil

NATRIUM CHLORATUM

AS Kochsalz; Natriumchlorid; NaCl

BI Asthma; Morbus Basedow; Bronchitis; Depression; Ekzem; Emesis gravidarum; Erkältlichkeit; Fieber; Gastritis; Gicht; Grippe; Haarausfall; Harninkontinenz; nervöse Herzstörungen; Heuschnupfen; Kopfschmerz; Kummer; Lidrandentzündung; Lippenherpes; Menorrhagie; Oligo- und Hypermenorrhoe; Migräne; Nesselsucht; Niednägel; Prämenstruelles Syndrom; Rheumatismus; Rhinitis; Rückenschmerzen; Schlafstörungen; Schwangerschaft: Stimmungsveränderungen; Sinusitis; Stillzeit: Erschöpfung; Trauer; Übelkeit; Verstopfung

CH Schwäche, Müdigkeit; Folge von Säfteverlusten; Abmagerung (v. a. Hals) trotz starken Appetits; periodische Symptome; Ausschläge an Gelenkbeugen, hinter den Ohren, am Haaransatz; Gesichtshaut fettig, ölig; blass; Schleimhäute trocken; Landkartenzunge; Lippen- oder Mundgeschwüre; Riss in der Unterlippe; Blasen- oder Darmentleerung in Gegenwart anderer unmöglich; Verlangen nach Salz; Abneigung gegen Fett; Durst groß; Herzflattern; Träume von Einbrechern; sensibel, verschlossen, traurig, kummervoll; Angst vor emotionaler Verletzung und vor Ablehnung, sehr verwundbar; mitfühlend; empfindlich auf Spannungen; kein Weinen vor anderen; gern allein; hysterische Tendenz; neigt zu Hypochondrie

MO ↑ Liegen; frische Luft; kalt waschen; kalte Bäder
↓ am Meer; gegen 10 Uhr morgens; Hitze; körperliche und geistige Anstrengung; Trost; nach der Regel

M Vorschrift 5a und 6, HAB; Komm.D+

AS = Ausgangsstoff, Verschreibungsstatus; BI = Bewährte Indikationen;
CH = Charakteristika; MO = Modalitäten; M = Herstellungsvorschrift,
Kommission-D-Monographie
Näheres siehe Seite 21, Erläuterungen zum Monographieteil

NATRIUM NITRICUM

AS   Natriumnitrat; $NaNO_3$

BI   Bluthusten; grippaler Infekt; Nasenbluten

CH   Allgemeine Neigung zu Blutungen der Schleimhäute; Nasenbluten bei Kindern; grippale Infekte mit Nasenbluten; Hitzewellen zum Kopf; verlangsamter Puls; Gefäßkrämpfe; Enge- und Druckgefühl am Herzen; Blähungsbeschwerden; saures Aufstoßen; erschöpft und schläfrig; Abneigung gegen körperliche und geistige Anstrengung

M   Vorschrift 5a und 6, HAB; Komm.D+

AS = Ausgangsstoff, Verschreibungsstatus; BI = Bewährte Indikationen;
CH = Charakteristika; MO = Modalitäten; M = Herstellungsvorschrift,
Kommission-D-Monographie
Näheres siehe Seite 21, Erläuterungen zum Monographieteil

NUX MOSCHATA

AS   Samenkerne des Muskatnussbaums; *Myristica fragrans* HOUT.

BI   Allergie; Blähungen; Durchfall; Dysmenorrhoe; Dyspepsie; gastrokardialer Symptomenkomplex; Gedächtnisschwäche; Globus hystericus; Hysterie; Kopfschmerz; Ohnmacht; Prämenstruelles Syndrom; Rheumatismus; Schwangerschaftserbrechen; Verstopfung

CH   Benommenheit, Schläfrigkeit (Schlafsucht), Verwirrung; fühlt sich wie im Traum, betäubt; rascher Wechsel der Stimmung; Neigung zu Schwächeanfällen; Ohnmachtsneigung; Gedächtnisschwäche; große Trockenheit der Haut und Schleimhaut; kann nicht schwitzen; Verfrorenheit; Krampfneigung; Trockenheit im Mund und auf der Zunge, Zunge klebt am Gaumen; durstlos; Trockenheit der Augen, dadurch schwierig sie zu öffnen oder zu schließen; enormes Aufgeblähtsein; Verstopfung sogar bei weichem Stuhl; Kopfschmerz nach Überessen; Verlangen nach stark gewürzten Speisen

MO   ↑ trockenes Wetter; Wärme
       ↓ nasskaltes Wetter; vor und während der Regel; Gemütserregung; geistige Anstrengung

M   Vorschrift 4a und 7, HAB; Komm.D+

AS = Ausgangsstoff, Verschreibungsstatus; BI = Bewährte Indikationen; CH = Charakteristika; MO = Modalitäten; M = Herstellungsvorschrift, Kommission-D-Monographie
Näheres siehe Seite 21, Erläuterungen zum Monographieteil

NUX VOMICA

AS Samen des Brechnussbaums; *Nux vomica* L.; Verschreibungspflicht bis einschließlich D 3

BI Alkoholismus; Asthma; Augenerkrankungen; Blähungen; Blasenentzündung; Durchfall; Dysenterie; Dyspepsie; Dysmenorrhoe; Erbrechen; Erotomanie; Gastritis; Geburtserleichterung; Hämorrhoiden; Herzerkrankungen; Hexenschuss; Hypochondrie; Ischialgie; Koliken; Konvulsionen; Kopfschmerz; Medikamentenabusus; Krämpfe; Nasenerkrankungen; Prämenstruelles Syndrom; Rückenschmerzen; Schlafstörungen; Schnupfen; Schwangerschaft: Erbrechen, Sodbrennen, Übelkeit; Tenesmus; Trauer; Übelkeit; Verstopfung; Folgen von Zorn

CH Polychrest und Konstitutionsmittel mit weitem Einsatzbereich; Hauptwirkung zielt auf ZNS, vegetatives Nervensystem, Gastrointestinaltrakt, Atemwege, Leber, Blase und Uterus; Spasmus, Frostigkeit und übersteigerte Empfindlichkeit sind kennzeichnend; Beschwerden durch Zorn, Ärger, geistige Anstrengung und Exzesse (Alkohol, Völlerei, Sex); meist für schlanke, hitzige, dunkelhaarige Personen, die reizbar, cholerisch, ungeduldig sind und zu Zorn, Boshaftigkeit, Streit und Stimulantienabusus neigen; „Managermittel"

MO ↑ ungestörter, kurzer Schlaf; Ruhe; feuchtwarmes Wetter; starker Druck

↓ früh morgens; nach geistiger Anstrengung; nach dem Essen; in kalter Luft

M Vorschrift 4a und 7, HAB; Komm.D+

AS = Ausgangsstoff, Verschreibungsstatus; BI = Bewährte Indikationen;
CH = Charakteristika; MO = Modalitäten; M = Herstellungsvorschrift,
Kommission-D-Monographie
Näheres siehe Seite 21, Erläuterungen zum Monographieteil

OKOUBAKA

AS Astrinde der oberirdischen Teile von *Okoubaka aubrevillei* Pelleg. und Normand

BI Abgeschlagenheit; Durchfall; Erbrechen; Ernährungsumstellung (Fernreisen); Haarausfall; Medikamentenmissbrauch; nach langer allopathischer Medikation; Milchschorf; Nahrungsmittelallergien; Nahrungsmittelintoxikation; Übelkeit

CH Bisher wenig geprüftes, jedoch inzwischen häufig verwendetes Mittel; vorwiegend für Beschwerden im Gastrointestinal-Trakt; Verdauungsstörungen durch akute Nahrungsmittelintoxikationen oder veränderte Essgewohnheiten; Nahrungsmittelallergien, Arzneimittelmissbrauch

MO ↑ Nahrungskarenz
↓ Tabak

M Vorschrift 4a und 7, HAB; Komm.D+

AS = Ausgangsstoff, Verschreibungsstatus; BI = Bewährte Indikationen;
CH = Charakteristika; MO = Modalitäten; M = Herstellungsvorschrift,
Kommission-D-Monographie
Näheres siehe Seite 21, Erläuterungen zum Monographieteil

OPIUM

AS   Milchsaft des Schlafmohns; *Papaver somniferum* L.; BtM
bis einschließlich D 5

BI   Apoplexie; Arteriosklerose; Darmlähmung nach OP; Delirium tremens; Depressionszustände; Epilepsie; Harninkontinenz; Harnverhaltung; Ohnmacht; Schlafstörungen;
Schock; Schreck; Sonnenstich; Sopor; Schwindel; Verstopfung

CH   Hauptwirkungsrichtung ist das zentrale Nervensystem;
Krankheiten in Folge von Schreck, Angst; die Beschwerden sind charakterisiert durch Bewusstseinsstörungen;
Betäubung; Schläfrigkeit; schnarchende, röchelnde
Atmung; Herabsetzung der Schmerzempfindung bis zur
Schmerzlosigkeit; Überempfindlichkeit der Sinnesorgane
auf Licht, Geräusche und Gerüche oder Reaktionslosigkeit
auf äußere Eindrücke; Euphorie oder Lähmung; krampfartige Zuckungen und Zittern der Extremitäten; Erscheinungsbild: Gesicht dunkelrot, gedunsen, bläuliche Lippen
und Zunge; Herabhängen des Unterkiefers; heiße und
schweißige Haut

MO   ↑ Abkühlung; Bewegung
↓ Wärme; während und nach Schlaf

M   Vorschrift 4a und 7, HAB; Komm.D+

AS = Ausgangsstoff, Verschreibungsstatus; BI = Bewährte Indikationen;
CH = Charakteristika; MO = Modalitäten; M = Herstellungsvorschrift,
Kommission-D-Monographie
Näheres siehe Seite 21, Erläuterungen zum Monographieteil

PETROLEUM

AS   Gereinigtes und rektifiziertes Steinöl, Oleum petrae; Petroleum rectificatum

BI   Durchfall; Dyspepsie; Ekzem; Fissuren; Gastritis, Haarausfall; Heiserkeit; trockener Husten; Kopfschmerz; Lidrandentzündung; Psoriasis; Reisekrankheit; Rhagaden; Rheumatismus; Schwangerschaft: Erbrechen, Übelkeit; Schwindel; Tinnitus; Übelkeit; Urethritis

CH   Reizbar, aufbrausend, schnell verärgert; leicht beleidigt; verliert die Orientierung; glaubt nicht vorhandene Personen neben sich; glaubt er sei doppelt; Hinterkopfschmerz, Hinterkopf wie Blei; Knacken der Gelenke; Durchfall nur tagsüber; Heißhunger besonders nachts; Magendrücken, besser nach dem Essen; Schweiß übelriechend; große Hautaffinität: besonders am Kopf, hinter den Ohren, an den Händen, Genitalien; Schrunden, nässende Ausschläge am Haut-Schleimhaut-Übergang; Haut rissig, rau, trocken; leicht blutende Fissuren; die kleinste Wunde eitert; Abneigung gegen fette Speisen

MO   ↑ Wärme; trockenes Wetter
       ↓ morgens; vor und während eines Gewitters; passive Bewegung; Winter; seelische Erregung

M   Vorschrift 5a und 7, HAB; Komm.D+

AS = Ausgangsstoff, Verschreibungsstatus; BI = Bewährte Indikationen;
CH = Charakteristika; MO = Modalitäten; M = Herstellungsvorschrift,
Kommission-D-Monographie
Näheres siehe Seite 21, Erläuterungen zum Monographieteil

PHELLANDRIUM

AS   Reife Früchte des Wasserfenchels; *Oenanthe aquatica* (L.) Poir

BI   Bronchitis; Brustdrüsenentzündung; Heiserkeit; Husten; Kopfschmerz; Lungentuberkulose

CH   Kopfschmerz mit Druckgefühl auf dem Scheitel; brennender Schmerz in und über den Augen; Tränenfluss; Schwindel beim Hinlegen; ständiger Husten mit übelriechendem Auswurf und Atemnot; Bluthusten; Heiserkeit; Bronchitis; unerträglicher, stechender Schmerz in den Brustwarzen und in den Milchgängen zwischen dem Stillen

MO   ↑ in frischer Luft

M   Vorschrift 4a und 7, HAB; Komm.D+

AS = Ausgangsstoff, Verschreibungsstatus; BI = Bewährte Indikationen;
CH = Charakteristika; MO = Modalitäten; M = Herstellungsvorschrift,
Kommission-D-Monographie
Näheres siehe Seite 21, Erläuterungen zum Monographieteil

PHOSPHORUS

AS   Gelber Phosphor; P; Verschreibungspflicht bis einschließlich D 3

BI   Altersschwindel; Asthma; Morbus Basedow; Blutungen aller Art; Bronchitis; Depression; Durchfälle; Erbrechen; Gelbsucht; hämorrhagische Diathese; Haarausfall; Heiserkeit; Herzklopfen; Knochenbrüche; Konzentrationsschwierigkeiten; Kopfschmerz; Husten; Lähmungen; Laryngitis; Magen-Darmkatarrh; Magengeschwür; Menorrhagie; Nasenbluten; Pneumonie; Reizzustände des Gehirns; Rhinitis; Sehstörungen; Stimmverlust; Schwerhörigkeit; Tuberkulose; Zahnfleischbluten; Zahnkaries

CH   Erscheinungsbild: zarte, blasse, sensible, mitfühlende Menschen mit lebhafter Intelligenz, begeisterungsfähig, phantasievoll mit künstlerischer Veranlagung, „stellen sich gerne dar"; überempfindlich gegenüber Sinneseindrücken; nervöse Übererregbarkeit; auf der emotionalen Ebene leicht verletzbar; sehr schreckhaft; viele Ängste: vor Gewitter, Dunkelheit, Alleinsein, Krankheit; charakteristisch ist die Neigung zu Blutungen, kleine Wunden bluten stark; blutige Absonderungen; das Gefühl von Brennen bei allen Beschwerden, brennende Schmerzen; plötzliche Schwächeanfälle; Folgen von Erkältungen, Überanstrengung, Wachstum

MO   ↑ Wärme; Ruhe; Schlaf; kalte Nahrung
       ↓ Kälte; Wetterwechsel; Aufregung; Licht; Musik; Geräusche; abends; Liegen auf der linken Seite

M   Vorschrift 7 und Sondervorschrift, HAB; Komm.D+

AS = Ausgangsstoff, Verschreibungsstatus; BI = Bewährte Indikationen;
CH = Charakteristika; MO = Modalitäten; M = Herstellungsvorschrift,
Kommission-D-Monographie
Näheres siehe Seite 21, Erläuterungen zum Monographieteil

PHYTOLACCA

AS Im Herbst ausgehobene Wurzel der Kermesbeere; *Phytolacca americana* L.

BI Angina tonsillaris; Brustdrüsenentzündung; Brustwarzenentzündung; Diphtherie; Furunkel; grippaler Infekt; Grippe; Halsschmerz; Hoden- und Nebenhodenentzündung; Ischialgie; Knochenschmerzen; Kopfschmerz; Mastopathie; Milchmangel; Milchstau; Milchüberschuss; Neuralgien; Ohrenschmerzen; Pharyngitis; Rheumatismus

CH Affinität zu Lymphknoten und Drüsen (Parotis, Hoden, Brustdrüsen etc.); Schmerzen schießend wie elektrische Stöße; unwiderstehliches Bedürfnis Zähne zusammenzubeißen; Zungenspitze rot; Rachenhinterwand dunkelrot; Brennen im Rachen, kann nichts Heißes schlucken; heftige Halsschmerzen, strahlen beim Schlucken zu den Ohren aus; Zerschlagenheitsgefühl im ganzen Körper; ruhelos, muss sich bewegen, aber ohne Linderung; Mastitis mit in den Körper ausstrahlenden Schmerzen beim Saugen des Kindes; düstere, reizbare Stimmung; Lebensüberdruss; Apathie; unfähig geistig zu arbeiten

MO ↑ Ruhe; Wärme; im Liegen
↓ nasskaltes Wetter; Bewegung; durch Druck

M Vorschrift 3a und 7, HAB; Komm.D+

AS = Ausgangsstoff, Verschreibungsstatus; BI = Bewährte Indikationen;
CH = Charakteristika; MO = Modalitäten; M = Herstellungsvorschrift,
Kommission-D-Monographie
Näheres siehe Seite 21, Erläuterungen zum Monographieteil

PLATINUM

AS   Metallisches Platin; Platinum metallicum; Pt

BI   Adipositas; Bulimie; Depression; Dysmenorrhoe; Epilepsie; Herpes; Hysterie; Kopfschmerz; Krämpfe; Manie; Metrorrhagie; Neuralgien; Nymphomanie; Obstipation; Phobien; sexuelle Störungen; Stimmungsveränderungen im Wochenbett

CH   Spannungsgeladene Persönlichkeit; Hysterie; rascher Wechsel der Stimmung; seelische Störungen; sehr sensibel, sinnlich, hochmütig, stolz, arrogant; unverschämt, unhöflich; verächtlich und überheblich anderen gegenüber, alle anderen Personen erscheinen physisch und geistig unterlegen; Gegenstände im Umfeld erscheinen kleiner als sie sind; Konflikt zwischen exzessivem sexuellem Verlangen und hohen, romantischen Idealvorstellungen in Liebesbeziehungen; idealistisch, intellektuell; Kälte- und Taubheitsgefühl, besonders am Kopf und im Gesicht; krampfhafte Zustände, krampfartige Schmerzen; Gefühl von innerem Zittern; Neigung zu Lähmungen; sexuelle Perversion, Nymphomanie; Verstopfung, schlimmer während der Schwangerschaft; Überempfindlichkeit der Genitalorgane, deren Berührung nicht ertragen werden kann; körperliche Symptome wechseln mit Gemütssymptomen

MO   ↑ Gehen; Bewegung
       ↓ abends; nachts; Ruhe

M   Vorschrift 8a und 6, HAB; Komm.D+

AS = Ausgangsstoff, Verschreibungsstatus; BI = Bewährte Indikationen;
CH = Charakteristika; MO = Modalitäten; M = Herstellungsvorschrift,
Kommission-D-Monographie
Näheres siehe Seite 21, Erläuterungen zum Monographieteil

PLUMBUM

AS   Metallisches Blei, Plumbum metallicum; Pb

BI   Apoplexie; Arteriosklerose; Bluthochdruck; Ischialgie; Koliken; Kontrakturen; Lateralsklerose; Multiple Sklerose; Mumps; Nephritis; Nephrosklerose; Neuralgien; Parotitis; Verstopfung

CH   Traurig, melancholisch, schweigsam; Schwäche oder Verlust des Gedächtnisses, besonders für Worte; Apathie; Furcht ermordet oder vergiftet zu werden; allmähliche Entwicklung der Symptome; starke und schnelle Abmagerung; eingefallene Wangen, blass, blassgelb, Gesichtshaut fettig; blaue Linien entlang der Zahnfleischränder; Bauchschmerzen, die in alle Körperteile ausstrahlen; heftigste Koliken; Empfindung als ob die Bauchwand wie mit einer Schnur zur Wirbelsäule gezogen würde; harte, klumpige, schwarze Stühle (wie Schafskot); Afterkrampf; Haut überempfindlich gegen Berührung; blitzartige Schmerzen; Zittern mit Muskelschwäche, Lähmungen in den Gliedern, Taubheitsgefühle

MO   ↑ Druck; Zusammenkrümmen; Reiben
↓ Bewegung; nachts

M   Vorschrift 8a und 6, HAB; Komm.D+

AS = Ausgangsstoff, Verschreibungsstatus; BI = Bewährte Indikationen;
CH = Charakteristika; MO = Modalitäten; M = Herstellungsvorschrift,
Kommission-D-Monographie
Näheres siehe Seite 21, Erläuterungen zum Monographieteil

PODOPHYLLUM

AS   Nach Fruchtreifung gesammelte unterirdische Teile des
Maiapfels; *Podophyllum peltatum* L.; Verschreibungspflicht bis einschließlich D 3

BI   Cholezystitis; Durchfall; Gallensteine; Gastroenteritis;
gastrokardialer Symptomenkomplex; Gebärmuttervorfall;
Hämorrhoiden; Hepatitis; Kolitis; Kopfschmerz; Ovarial-
zyste; Verstopfung; Zahnung

CH   Durchfälle früh morgens (zwischen 2 und 4 Uhr), gelb
oder grün, schleimig, übelriechend und unverdaut; explo-
sive Durchfälle, die das ganze Toilettenbecken beschmut-
zen; Elendigkeit, Erschöpfung mit Leere im Bauch nach
dem Stuhl; evtl. Gurgeln, Gluckern und Krämpfe vor dem
Durchfall; Lebergegend schmerzhaft, empfindlich, jedoch
Verlangen, Lebergegend zu reiben und Besserung dadurch;
einander abwechselnde Beschwerden; Zahnung schwierig,
presst Zahnfleisch zusammen; Redseligkeit im Fieber;
depressiv; denkt, dass er sehr krank ist oder bald sterben
wird

MO   ↑ Reiben; lokale Wärme; am Abend; Bauchlage
↓ heißes Wetter; frühmorgens; nach dem Essen und Trinken; Zahnung

M   Vorschrift 3a und 7, HAB; Komm.D+

AS = Ausgangsstoff, Verschreibungsstatus; BI = Bewährte Indikationen;
CH = Charakteristika; MO = Modalitäten; M = Herstellungsvorschrift,
Kommission-D-Monographie
Näheres siehe Seite 21, Erläuterungen zum Monographieteil

285

POPULUS TREMULOIDES

AS   Blätter und innere Rinde junger Zweige der amerikanischen Espe; *Populus tremuloides* MICHX.

BI   Blasenbeschwerden nach OP; Blasenentzündung; Prostataerkrankungen; Verdauungsbeschwerden; Urethritis

CH   Noch wenig geprüftes Mittel; erfahrungsgemäß wirkt es hauptsächlich auf Blase und ableitende Harnwege, Prostata und Verdauungssystem; Blasenbeschwerden nach Operationen und in der Schwangerschaft; Blasenentzündung und Verdauungsstörungen bei alten Leuten; brennende Schmerzen beim Wasserlassen; Urin trüb, schleimig; krampfartiger Schmerz hinter dem Schambein nach dem Urinieren; Prostatavergrößerung; Übersäuerung und Verstimmung des Magens; Verdauungsschwäche mit Blähungen

M   Vorschrift 3a und 7, HAB; Komm.D+

AS = Ausgangsstoff, Verschreibungsstatus; BI = Bewährte Indikationen;
CH = Charakteristika; MO = Modalitäten; M = Herstellungsvorschrift,
Kommission-D-Monographie
Näheres siehe Seite 21, Erläuterungen zum Monographieteil

PULSATILLA

AS Blühende Wiesenküchenschelle; *Pulsatilla pratensis* MILL. (*Anemone pratensis* L.); Verschreibungspflicht bis einschließlich D 3

BI Augenentzündung; Bindehautentzündung; Blasenentzündung; **Bronchitis**; Durchfall; Dysmenorrhoe; **Enuresis**; Erbrechen; **Fluor albus**; **Gastritis**; **Geburt**; Gelenkschmerzen; Gerstenkorn; Harninkontinenz; **Husten**; Kopfschmerz; **Krampfadern**; Masern; **Menstruationsstörungen**; Milchmangel; Milchstau; Mittelohrentzündung; Mumps; **Neuralgien**; Prämenstruelles Syndrom; Rheumatismus; Schwangerschaft: Erbrechen, Stimmungsveränderungen, Übelkeit; Schnupfen; Schwindel; Trauer; **Zahnschmerz**

CH Konstitutionell oft für blonde, blasse Frauen mit blauen Augen, nachgiebigem, schüchternem Wesen; unentschlossen, weinerlich, lässt sich gerne trösten; Neigung zu Melancholie und Stimmungsschwankungen; wandernde, wechselnde Beschwerden und Symptome; Folgen von Durchnässung, nasskalten Füßen, Erkältung; Katarrhe sämtlicher Schleimhäute mit dicken, milden, gelb-grünen Absonderungen, z. B. aus Augen, Ohren, Nase, Verdauungs- und Harnorganen; Verlangen nach frischer Luft trotz Frösteln; Verdauungsbeschwerden nach fettem Essen; Durchfall im Sommer, nach Obst; trockener Mund, bitterer Geschmack; durstlos; rheumatische Beschwerden der Gelenke, besser durch kalte Auflagen; Menstruation zu spät, zu schwach, aussetzend

MO ↑ sanfte Bewegung; im Freien; kalte Anwendungen;
↓ Ruhe; Wärme; warme Räume; Sonne; warme Getränke; fette Speisen; Eis und Kuchen; abends

M Vorschrift 3a und 7, HAB; Komm.D+

AS = Ausgangsstoff, Verschreibungsstatus; BI = Bewährte Indikationen;
CH = Charakteristika; MO = Modalitäten; M = Herstellungsvorschrift,
Kommission-D-Monographie
Näheres siehe Seite 21, Erläuterungen zum Monographieteil

RHODODENDRON

AS Beblätterte Zweige der Goldgelben Alpenrose; *Rhododendron campylocarpum* HOOKER, *Rhododendron aureum* GEORGI (*Rhododendron chrysantemum* PALLAS)

BI Arthritis; Gelenkschmerzen; Gicht; Hodenentzündung; Hydrozele; Knochenhautschwellung; Kopfschmerz; Nebenhodenentzündung; Neuralgien; Muskel- und Gelenkrheumatismus; Zahnschmerzen

CH Gedrückt, ängstlich, verwirrt; Angst vor Gewitter, Donner; alle Symptome verschlimmern sich stark vor Gewitter oder durch große athmosphärische Schwankungen; reagiert empfindlich auf Wetterveränderungen; Witterungsbeschwerden in den Zähnen; Föhnkopfschmerz; Gelenke entzündet, geschwollen, schmerzhaft; knotige Verdickungen an den kleinen Gelenken; Einschlafen und Kribbeln in den Gliedern; Hoden schmerzhaft, verhärtet, geschwollen, Schmerz wie gequetscht; kann nur mit überkreuzten Beinen schlafen

MO ↑ Bewegung; Wärme
  ↓ Ruhe; nachts; morgens; vor Gewitter; Sturm

M Vorschrift 4a und 7, HAB; Komm.D+

AS = Ausgangsstoff, Verschreibungsstatus; BI = Bewährte Indikationen; CH = Charakteristika; MO = Modalitäten; M = Herstellungsvorschrift, Kommission-D-Monographie
Näheres siehe Seite 21, Erläuterungen zum Monographieteil

RHUS TOXICODENDRON

AS Junge Triebe des Giftsumachs; *Toxicodendron quercifolium* (MICHX) GREENE

BI Arthritis; Augenerkrankungen; Bronchitis; Durchfall; Ekzem; Erysipel; Fieber; Geburtsfolgen; Gelenkschmerzen; grippaler Infekt; Hauterkrankungen; Herpes; Herzschwäche; Hexenschuss; Ischialgie; Kopfschmerz; Lippenherpes; Lymphknotenschwellung; Muskelkater; Nackenschmerzen; Nesselsucht; Neuralgien; Pneumonie; Pruritus vulvae; Rheumatismus; Rückenschmerzen; Tendovaginitis; Unruhe; stumpfe Verletzungen; Windpocken; Zerrung

CH Folge von Durchnässung, Erkältung, Überanstrengung, Verrenkung; Taubheit, Steifheit, lähmungsartiges Gefühl in Muskeln und Gelenken; Körper fühlt sich steif, lahm, zerschlagen an; Schmerzen reißend, ziehend; bläschenförmige Hautausschläge, brennen, jucken furchtbar (heißes Wasser bessert); Zunge belegt, trocken, dreieckige, rote Spitze; Kiefergelenk knackt; Kopfschmerz; Leere und Schwere des Kopfes; Gehirn wie locker; Husten trocken, quälend; Durchfall wässrig; extrem ruhelos, starker Bewegungsdrang; Schmerz zu Bewegungsbeginn schlimmer, fortgesetzte Bewegung bessert; Träume von großer Anstrengung; fühlt sich nachts wie aus dem Bett getrieben; benommen; verwirrt; leicht reizbar; besorgt; ängstlich; traurig; neigt zum Weinen

MO ↑ Bewegung; Wärme; trocken-warmes Wetter
↓ Ruhe (Unbeweglichkeit); nachts (v. a. nach Mitternacht); nasskaltes Wetter

M Vorschrift 2a und 7, HAB; Komm.D+

AS = Ausgangsstoff, Verschreibungsstatus; BI = Bewährte Indikationen;
CH = Charakteristika; MO = Modalitäten; M = Herstellungsvorschrift,
Kommission-D-Monographie
Näheres siehe Seite 21, Erläuterungen zum Monographieteil

RICINUS

AS   Samen des Wunderbaums; *Ricinus communis* L.

BI   Albuminurie; Aphthen; Durchfall; Gelbsucht; Hautausschläge; Milchmangel; Milchstau

CH   Hauptwirkungsrichtung auf Magen-Darm-Trakt und Milchbildung; reichliches Erbrechen, Appetitlosigkeit, großer Durst; choleraartige Durchfälle, reiswasserartig; zusammenschnürendes Gefühl der Därme, Zusammenziehen einzelner Segmente der Bauchmuskulatur; Brüste geschwollen, Milchmangel bei Stillenden; Schmerzen im Rücken wie Nachwehen; juckende Hautausschläge und Gelbsucht; Schläfrigkeit, Blässe, Lustlosigkeit

M   Vorschrift 4a und 7, HAB; Komm.D+

AS = Ausgangsstoff, Verschreibungsstatus; BI = Bewährte Indikationen;
CH = Charakteristika; MO = Modalitäten; M = Herstellungsvorschrift,
Kommission-D-Monographie
Näheres siehe Seite 21, Erläuterungen zum Monographieteil

ROBINIA

AS   Rinde der Scheinakazie; *Robinia pseudoacacia* L.

BI   Blähungen; Durchfall; Erbrechen; Hautausschläge; Koliken; Kopfschmerzen; Magenschmerzen; Schwangerschaft: Sodbrennen; Verstopfung

CH   Wirkt besonders auf den Magen-Darm-Kanal; ausgeprägte Übersäuerung des Magens; saures Aufstoßen mit grünlichem Erbrechen, das die Zähne stumpf macht; nachts brennende Magenschmerzen; Blähungskoliken, besser durch Blähungsabgang; Übelkeit; Magendruck und -schmerzen nach jedem Essen; Unverträglichkeit von Fett; heftige, grün-blutige Durchfälle, aber auch Verstopfung; dumpfer, pochender Stirn-Kopfschmerz, schlimmer bei Bewegung und beim Lesen; Kollapsgefühl; Schwäche

MO   ↓ fetthaltige Speisen, nachts

M   Vorschrift 3a und 7, HAB; Komm.D+

AS = Ausgangsstoff, Verschreibungsstatus; BI = Bewährte Indikationen;
CH = Charakteristika; MO = Modalitäten; M = Herstellungsvorschrift,
Kommission-D-Monographie
Näheres siehe Seite 21, Erläuterungen zum Monographieteil

RUMEX

AS   Unterirdische Teile des Krausen Ampfers; *Rumex crispus* L.

BI   Blähsucht; Bronchitis; Durchfall; chronische Gastritis; Hautausschläge; Husten; Kehlkopfkatarrh; Nesselsucht; Schnupfen

CH   Wirkt insbesondere auf Atmungsorgane, Haut und Magen-Darm-Kanal; heftiger, anhaltender, trockener Reizhusten, vor allem nachts, mit stechendem, wundem Schmerz hinter dem Brustbein; schlimmer beim Sprechen und durch Einatmen kalter Luft, steckt deshalb den Kopf unter die Bettdecke; wässriger Fließschnupfen mit trockener Nase und viel Niesen; Wundheit und Schleim im Kehlkopf; bläschenförmige Hautausschläge mit heftigem Jucken, schlimmer abends, beim Auskleiden; Durchfall mit Husten in den Morgenstunden

MO   ↑ Wärme
      ↓ kalte Luft, abends, Druck

M   Vorschrift 2a und 7, HAB; Komm.D+

AS = Ausgangsstoff, Verschreibungsstatus; BI = Bewährte Indikationen;
CH = Charakteristika; MO = Modalitäten; M = Herstellungsvorschrift,
Kommission-D-Monographie
Näheres siehe Seite 21, Erläuterungen zum Monographieteil

RUTA

AS Kraut der Weinraute; *Ruta graveolens* L.

BI Analprolaps; Augenschmerz; Augenüberanstrengung; Blutungen; Bursitis; Exostosen; Ganglion; Schmerz in den Händen; Ischialgie; Knochenbrüche; Knochenprellungen; Kopfschmerz; Lähmung; Periostitis; Rektumsprolaps; Unruhe; Varizen; stumpfe Verletzungen; Verrenkungen; Verstauchungen; Verstopfung; Zungenkrampf; Zungenschwellung

CH Hauptwirkungsrichtung auf Knochen, Knochenhaut, Sehnen, Augen und Enddarm; Gefühl von großer Mattigkeit, Schwäche; Verzweiflung mit Unruhe; Überanstrengung der Augen mit Brennen und Schmerz evtl. mit Lidspannen, Lidzucken und Kopfschmerz; Überbeanspruchung, Sehnenzerrung, Sehnenscheidenentzündung, besonders des Handgelenks; der ganze Körper schmerzhaft, wie zerschlagen; Verrenkungen, Verstauchungen mit anschließender Lahmheit; bei Verletzungen der Knochenhaut und ihren Folgen

MO ↑ Bewegung; Kratzen; Reiben
↓ Liegen; Ruhe; nasses, kaltes Wetter; Anstrengung

M Vorschrift 3a und 7, HAB; Komm.D+

AS = Ausgangsstoff, Verschreibungsstatus; BI = Bewährte Indikationen;
CH = Charakteristika; MO = Modalitäten; M = Herstellungsvorschrift,
Kommission-D-Monographie
Näheres siehe Seite 21, Erläuterungen zum Monographieteil

SABAL

AS   Reife Beeren der Zwergsägepalme; *Serenoa repens*
(BARTRAM) SMALL., (*Sabal serrulata* (MICHX.) BENTH et
HOOK)

BI   Blasenentzündung; Blasenhalsreizung; Enuresis; Epididymitis; Harninkontinenz; Harnverhaltung; Husten; Kopfschmerz; Prostatahypertrophie; Prostatitis; Uterusentzün-
dungen

CH   Wirkt hauptsächlich auf die männlichen und weiblichen
Harn- und Sexualorgane, auf Blase, Prostata, Nebenhoden,
Ovarien, Uterus und Mammae; plötzliche krampfartige
Bauchschmerzen; Gefühl als wäre die Blase zu voll; ständiger Harndrang nachts; Tenesmus; Schmerzen bei der
Entleerung als wäre die Harnröhre zu eng; bei jeder
Anstrengung (z. B. Husten) Harntröpfeln; Blasenhalsreizung; hartnäckiges Bettnässen; Stechen in der Nierengegend; heftige Kopfschmerzen, plötzlich kommend und
gehend, mit Benommenheit und Schwindel; nervöse Stö-
rung der Sexualfunktion; schwermütig vor den Menses;
apathisch; Schwächegefühl mit erschwertem Denken; Mit-
gefühl macht ärgerlich, will alleine sein

M   Vorschrift 3a und 7, HAB; Komm.D+

AS = Ausgangsstoff, Verschreibungsstatus; BI = Bewährte Indikationen;
CH = Charakteristika; MO = Modalitäten; M = Herstellungsvorschrift,
Kommission-D-Monographie
Näheres siehe Seite 21, Erläuterungen zum Monographieteil

SABINA

AS   Zweigspitzen mit Blättern des Sadebaums; *Juniperus sabina* L.; Verschreibungspflicht bis einschließlich D 3

BI   Ausfluss; Blutungen; Eierstockleiden; Gebärmuttererkrankungen; Gelenkschmerzen; Gicht; Fehlgeburt; Feigwarzen; Hämorrhoiden; Nachwehen; Nephritis; Regelschmerzen; Regelstörungen; Vorhautverengung; Warzen

CH   Wirkt besonders auf Gelenke, Muskeln und weibliche Geschlechtsorgane; Musik ist unerträglich, führt zu Nervosität und Angst; berstende Kopfschmerzen beginnen und enden plötzlich; Schmerz in Zähnen und Kaumuskulatur; akute, heftige Gelenkschmerzen mit Rötung und Schwellung v. a. an Händen und Füßen; Regel früh, hell, reichlich; drohende Fehlgeburt; Uterus- und Eierstockentzündungen nach einer Fehlgeburt; Ausfluss stinkend, wundmachend; Uterusblutungen anfallsweise, dunkel geronnen, teils klumpig; schießender Schmerz vom Kreuzbein zum Schambein; brennende Feigwarzen am Penis; Sexualtrieb gesteigert

MO   ↑ im Freien; in kühler, frischer Luft
       ↓ Bewegung, warme Luft, im warmen Zimmer

M   Vorschrift 3a und 7, HAB; Komm.D+

AS = Ausgangsstoff, Verschreibungsstatus; BI = Bewährte Indikationen;
CH = Charakteristika; MO = Modalitäten; M = Herstellungsvorschrift,
Kommission-D-Monographie
Näheres siehe Seite 21, Erläuterungen zum Monographieteil

SAMBUCUS NIGRA

AS Blätter und Blütenstände des Schwarzen Holunders; *Sambucus nigra* L.

BI Asthma bronchiale; Beklemmung der Brust; Heiserkeit; Husten; Keuchhusten; Krupp; Laryngitis; Säuglingsschnupfen; Schnupfen

CH Wirkt vorwiegend auf die Atemwege; trockener Säuglingsschnupfen, „Schniefkinder", Nase verstopft, kann während des Trinkens nicht atmen und muss absetzen, um Luft zu holen; nachts schlechter, Kind erwacht mit Atemnot, setzt sich auf und läuft bläulich an, schläft wieder ein, Anfall wiederholt sich; erstickender Husten gegen Mitternacht mit Weinen; Heiserkeit mit zähem Schleim im Kehlkopf; während des Schlafens trockene Hitze, jedoch viel Schweiß wenn wach; erschrickt sich leicht, was zu Erstickungsanfällen führen kann; ödematöse Schwellung v. a. der Füße, Beine und Schleimhäute der Atemwege

MO ↓ nachts; in Ruhe; Schlaf; trocken-kalte Luft; Schreck

M Vorschrift 3a und 7, HAB; Komm.D+

AS = Ausgangsstoff, Verschreibungsstatus; BI = Bewährte Indikationen;
CH = Charakteristika; MO = Modalitäten; M = Herstellungsvorschrift,
Kommission-D-Monographie
Näheres siehe Seite 21, Erläuterungen zum Monographieteil

SANGUINARIA

AS   Wurzelstock mit Wurzeln der kanadischen Blutwurzel; *Sanguinaria canadensis* L.

BI   Asthma; Bronchitis; Schmerz in der Brust; Erbrechen; Erkältung; Geruchsverlust; Hämoptyse; klimakterische Hitzewallungen; Grippe; Keuchhusten; Kopfschmerz; Migräne; Neuralgie; Ozaena; akute Pneumonie; Polypen; Rheumatismus; Tumoren; Wechseljahre

CH   Beschwerden betreffen bevorzugt die rechte Seite; Brennen als charakteristische Empfindung unter anderem an Handflächen, Fußsohlen, in der Brust, an Auge und Ohr; Leitsymptome: Kopfschmerz alle 7 Tage, Beginn am Hinterkopf, erstreckt sich nach vorn und setzt sich über dem rechten Auge fest, evtl. mit Übelkeit und Erbrechen; klimakterische Hitzewallungen, Rötung und Brennen der Wangen; Neuralgie im Kiefer; Erkältung wird von Durchfall gefolgt; rheumatische Beschwerden, besonders im rechten Arm und in der rechten Schulter; schlechter nachts im Bett

MO   ↑ in Ruhe; Dunkelheit; Schlaf
       ↓ rechts; Bewegung; Berührung; Erschütterung

M   Vorschrift 4a und 7, HAB; Komm.D+

AS = Ausgangsstoff, Verschreibungsstatus; BI = Bewährte Indikationen;
CH = Charakteristika; MO = Modalitäten; M = Herstellungsvorschrift,
Kommission-D-Monographie
Näheres siehe Seite 21, Erläuterungen zum Monographieteil

SELENIUM

AS Selenium amorphum, amorphes Selen; Se

BI Alkoholismus; Haarausfall; Hautkrankheiten; Heiserkeit; Impotenz; Kopfschmerz; Lebererkrankungen; Neurasthenie; Prostatitis; Prostatorrhoe; Spermatorrhoe; Verstopfung

CH Wird vor allem für Nervensystem, Haut, männliche Genitalien und konstitutionell verwendet; außerordentliche Schwäche, leicht ermüdet durch geistige oder körperliche Anstrengung, Hitze, Sonne; besser sobald die Sonne sinkt; Depressionen; Kopfschmerz, periodisch, oft über linkem Auge; Heiserkeit bei Sängern; starkes, suchtartiges Verlangen nach Alkohol; Leber vergrößert, schmerzhaft, frieselartiger Ausschlag in der Lebergegend; Verstopfung mit großem, hartem Stuhl der mechanisch entfernt werden muss; Pollutionen ohne Erektion; Prostatorrhoe; starkes sexuelles Verlangen, aber impotent; langsame, schwache Erektion; nach Samenabgang schwach, mürrisch; tags schläfrig, nachts schlechter Schlaf

MO ↓ nach dem Schlafen; nach Samenabgang; Zugluft; Hitze; Sonne; Tee; Alkohol; Anstrengung

M Vorschrift 8a und 6, HAB; Komm.D+

AS = Ausgangsstoff, Verschreibungsstatus; BI = Bewährte Indikationen; CH = Charakteristika; MO = Modalitäten; M = Herstellungsvorschrift, Kommission-D-Monographie
Näheres siehe Seite 21, Erläuterungen zum Monographieteil

SEPIA

AS   Tinte des Tintenfischs; *Sepia officinalis* L.

BI   Abortneigung; Akne; Blasenentzündung; Depression; Erschöpfung; Geschwüre; Haarausfall; Hämorrhoiden; Harninkontinenz; Hautausschläge aller Art; Husten; Kopfschmerz; Krampfadern; Menstruationsstörungen; Magenkatarrh; chronische Nasennebenhöhleninfekte; Ohnmacht; Prämenstruelles Syndrom; Prostatitis; Schwäche; Schwangerschaft: Erbrechen, Muskelkrämpfe, Muskelschmerzen, Ödeme, Stimmungsveränderungen, Übelkeit; Stillzeit: Erschöpfung; Verstopfung; Wechseljahresbeschwerden

CH   Konstitutionsmittel; häufig gebraucht bei gynäkologischen Erkrankungen, bei Erkrankungen der Luftwege, neuralgischen Zuständen und venösen Stauungen; Beschwerden eher linksseitig, z. B. Migräne; Kopfschmerz mit Übelkeit und Schwindel; Rückenschmerzen; chronische, juckende Hautausschläge an der Stirn, hinter den Ohren, in Ellbogen und Kniekehlen; Pigmentflecken bei jungen Frauen; gelber Sattel über der Nase; großes Verlangen nach Wärme; viel Frösteln; kalte Füße; Enuresis der Kinder im ersten Schlaf; chronische Blasenentzündung nach Nässe oder Kälte; Fluor gelb und scharf; Senkungsbeschwerden der weiblichen Beckenorgane; Beschwerden in den Wechseljahren; Hitzewallungen, Schweißausbrüche; depressive Verstimmung; gleichgültig, ärgerlich, reizbar; nervöse Erschöpfung; schlaflos

MO   ↑ Wärme; Bewegung; Tanzen; Druck; vor der Periode
         ↓ Kälte; Nässe; vormittags; abends; vor Gewitter

M   Vorschrift 8a und 6, HAB; Komm.D+

AS = Ausgangsstoff, Verschreibungsstatus; BI = Bewährte Indikationen;
CH = Charakteristika; MO = Modalitäten; M = Herstellungsvorschrift,
Kommission-D-Monographie
Näheres siehe Seite 21, Erläuterungen zum Monographieteil

SILICEA

AS   Acidum silicicum; Kieselsäure; $SiO_2 \cdot xH_2O$

BI   Abmagerung; Abszess; Akne; Bronchitis; Depression; nässende Ekzeme; Epilepsie; geistige Erschöpfung; Fibrome; Fisteln; Furunkel; Gerstenkorn; Gicht; Haarausfall; Haut- und Knocheneiterungen; Krämpfe; Konzentrationsschwierigkeiten; Kopfschmerz; Lymphknotenschwellung; Migräne; Mittelohrentzündung; Nagelbetteiterungen; Nasennebenhöhlenentzündung; Nierensteinkoliken; Rhinitis; Skoliose; Tonsillitis; Tumore; offene Verletzungen; Verstopfung; Wachstumsstörungen an Haaren und Nägeln; Warzen; Zahnkaries

CH   Eines der wichtigsten Mittel bei Eiterungsprozessen; schlechte Heilungstendenz nach Eröffnung der Eiterung; Abwehrschwäche gegen Infekte; Folgen von Erkältungen, unterdrückten Absonderungen oder Impfungen; allerlei Hautjucken; große Frostigkeit; Neigung zu Schweißen, besonders am Kopf, nachts; Fußschweiß übelriechend; Kopfschmerz vom Nacken zu den Augen; empfindlich gegen alle Sinneseindrücke; Angst vor spitzen Gegenständen und Nadeln; angstvolle Träume; Krankheiten in vierwöchigem Rhythmus, oft abhängig von der Mondstellung; Gemüt: zaghaft, nachgiebig, schüchtern, empfindsam, nervös, gereizt, schreckhaft, eigensinnig; geringes Selbstwertgefühl, Versagensängste

MO   ↑ Wärme; Einhüllen des Kopfes bei Kopfschmerz
       ↓ Kälte; Nässe; Wetterwechsel; nachts; Voll-, Neumond; Licht; Geräusche; Liegen auf linker Seite

M   Vorschrift 8a und 6, HAB; Komm.D+

AS = Ausgangsstoff, Verschreibungsstatus; BI = Bewährte Indikationen;
CH = Charakteristika; MO = Modalitäten; M = Herstellungsvorschrift,
Kommission-D-Monographie
Näheres siehe Seite 21, Erläuterungen zum Monographieteil

SOLIDAGO

AS   Blütenstände der echten Goldrute; *Solidago virgaurea* L.

BI   Albuminurie; Dysurie; Gicht; Harnsteine; Hautausschläge; Ischialgie; Krupp; Prostatahypertrophie; Rheumatismus; Schwangerschaft: Ödeme; Taubheit; Oligurie

CH   Hauptwirkungsrichtung Niere und ableitende Harnwege; Nierengegend druckempfindlich, Urin spärlich und rötlich-braun oder farblos und stinkend; Schmerzen von den Nieren zu Blase und Bauch ausstrahlend; Augen gerötet, entzündet, brennen und stechen; Zunge dick belegt; bitterer Geschmack, besonders nachts; Bronchitis mit viel Auswurf, Atemnot; Hautausschläge mit kleinen, entzündlichen Flecken hauptsächlich an den unteren Extremitäten, stark juckend; Ödeme

M   Vorschrift 3a und 7, HAB; Komm.D+

AS = Ausgangsstoff, Verschreibungsstatus; BI = Bewährte Indikationen;
CH = Charakteristika; MO = Modalitäten; M = Herstellungsvorschrift,
Kommission-D-Monographie
Näheres siehe Seite 21, Erläuterungen zum Monographieteil

SPIGELIA

AS Kraut des Wurmkrauts; *Spigelia anthelmia* L.

BI Amaurose; Angina pectoris; Schmerz in den Augen; Morbus Basedow; Erkältung; Glaukom; Herzerkrankungen; Iritis; Kopfschmerz; Migräne; Neuralgie; Otalgie; Perikarditis; Prostatorrhoe; Rheumatismus; Scharlach; Tinnitus; Tabaksucht; Verstopfung; Würmer; Zahnschmerz; Ziliarneuralgie

CH Affinität zu Augen, Kopf, Herz und Nervensystem; wirkt besonders auf die linke Körperhälfte; Beschwerden treten mit Heftigkeit auf; oft halbseitige, neuralgische Schmerzen in und um die Augen, im Nervus trigeminus und in den Zähnen; Schmerz einschießend, stechend; wertvolles Herzmittel bei heftigem Herzschmerz mit ungestümer Herztätigkeit; Atemnot bei Anstrengung; Kopfschmerz beginnt oft im Hinterkopf, zieht einseitig zu Stirnhöcker oder Schläfe, strahlt zum Auge aus (meist links); Kopfschmerz und Neuralgien steigen und sinken mit dem Verlauf der Sonne

MO ↑ Liegen auf rechter Seite mit hochgelagertem Kopf
↓ Berührung; Bewegung; Erschütterung; feucht-kalt-stürmisches Wetter; Luftzug; Lärm; kalt waschen

M Vorschrift 4a und 7, HAB; Komm.D+

AS = Ausgangsstoff, Verschreibungsstatus; BI = Bewährte Indikationen; CH = Charakteristika; MO = Modalitäten; M = Herstellungsvorschrift, Kommission-D-Monographie
Näheres siehe Seite 21, Erläuterungen zum Monographieteil

SPONGIA

AS Badeschwamm; *Euspongia officinalis* L.

BI Bronchitis; Epididymitis; Heiserkeit; Herzleiden; Husten; Hyperthyreose; Laryngitis; Lymphknotenschwellungen; Myokarditis; Orchitis; Pseudokrupp; Rhinitis; Struma

CH Wirkt auf Lymphknoten, Schilddrüse, Kehlkopf, Luftröhre, Bronchien, Lunge, Herz und Hoden; nach geringer körperlicher Anstrengung allgemeines Erschöpfungsgefühl mit Blutandrang zu Brust und Gesicht; Fließschnupfen abwechselnd mit verstopfter Nase; plötzliches Erwachen bei Nacht mit heftigen Hustenanfällen, Erstickungsgefühl mit ängstlicher Unruhe und Herzklopfen; Heiserkeit mit trockenem, bellendem Husten, „klingt wie eine Säge"; Hals sehr berührungsempfindlich, schmerzhaftes Schlucken; quälender Räusperhusten

MO ↑ durch warme Getränke und warme Speisen; Aufsitzen
↓ vor oder um Mitternacht; bei Wind; durch Reden und Singen; Aufregung

M Vorschrift 4a und 7, HAB; Komm.D+

AS = Ausgangsstoff, Verschreibungsstatus; BI = Bewährte Indikationen;
CH = Charakteristika; MO = Modalitäten; M = Herstellungsvorschrift,
Kommission-D-Monographie
Näheres siehe Seite 21, Erläuterungen zum Monographieteil

STAPHISAGRIA

AS   Reife Samen des Stephanskrauts; *Delphinium staphisagria* L.

BI   Ärger; Augenverletzungen; Blasenbeschwerden nach OP; Blepharitis; Dysenterie; Ekzem; Feigwarzen; Geburtsfolgen; Gerstenkorn; Hagelkorn; Husten; Hypochondrie; Impotenz; Insektenstich; Ischialgie; Karies; Kummer; Magenschmerzen; Folgen von Masturbation; Nymphomanie; Rheumatismus; Schwangerschaftsübelkeit; offene Verletzungen; Verstopfung; Warzen; Zahnschmerz, Zorn

CH   Hauptwirkung auf Haut, Urogenitaltrakt, Nervensystem und Zähne; tiefgreifendes Mittel bei Folgen von Demütigung, unterdrückten Gefühlen (Ärger, Zorn, Empörung), Onanie und Säfteverlust; es treten rezidivierende Gerstenkörner, Lidzysten und -ekzeme auf; die Zähne sind kariös und schwarz, das Zahnfleisch schwammig und leicht blutend; Schnittwunden, z. B. nach OP; „Honeymoon-Cystitis" junger Frauen; sehr empfindliche äußere Genitalien; Brennen in Urethra wenn nicht uriniert wird; Beschwerden nach Samenerguss bei Männern; Verlangen nach Genussmitteln, Tabak; sehr empfindliche Menschen, besorgt was andere über sie denken, schnell beleidigt; schüchtern; gewaltige Wutausbrüche nach lange aufgestauten Gefühlen; verweilen bei sexuellen Gedanken

MO   ↑ nach dem Frühstück; Ruhe
      ↓ Ärger; Empörung; Demütigung; sexuelle Ausschweifungen; Tabak

M   Vorschrift 4a und 7, HAB; Komm.D+

AS = Ausgangsstoff, Verschreibungsstatus; BI = Bewährte Indikationen;
CH = Charakteristika; MO = Modalitäten; M = Herstellungsvorschrift,
Kommission-D-Monographie
Näheres siehe Seite 21, Erläuterungen zum Monographieteil

STICTA PULMONARIA

AS Lungenmoos; *Lobaria pulmonaria* (L.) HOFFM. (Sticta pulmonaria)

BI Bronchitis; Heuschnupfen; Husten; Kopfschmerz; Masern; Nasen- und Stirnhöhlenkatarrhe; Rheumatismus

CH Starke Beziehung zu den Atmungsorganen; jede Erkältung zieht von der Nase hinab in den Rachen bis zu den Bronchien und endet mit Husten; Schnupfen mit verstopfter Nase und viel Niesen; trockener, hartnäckiger Reizhusten, schlimmer beim Niederlegen; Husten nach Masern; dumpfer Kopfschmerz bei akutem Schnupfen, mit schwerem Druck in Stirn und Nasenwurzel; Heuschnupfen mit Stirnhöhlenbeschwerden; rheumatische Steifigkeit und Schmerzen in Schultern und weiteren Gelenken, gerötete Haut über dem entzündeten Gelenk; Schlaflosigkeit mit Nervosität; hat das Gefühl „in der Luft zu schweben"

MO ↓ nachts; kalte Luft

M Vorschrift 4a und 7, HAB; Komm.D+

AS = Ausgangsstoff, Verschreibungsstatus; BI = Bewährte Indikationen; CH = Charakteristika; MO = Modalitäten; M = Herstellungsvorschrift, Kommission-D-Monographie
Näheres siehe Seite 21, Erläuterungen zum Monographieteil

STRAMONIUM

AS Oberirdische Teile des Stechapfels; *Datura stramonium* L.;
Verschreibungspflicht bis einschließlich D 3

BI Albträume; Angina pectoris; Asthma; Bettnässen; Delirium; Diarrhoe; Epilepsie; Fieberkrämpfe; Kopfschmerz;
Kopfverletzung; Manie; Meningitis; Metrorrhagie; Phobien; Psychosen; Schizophrenie; Schluckauf; Stimmungsveränderungen im Wochenbett; Stottern; Strabismus; Verhaltensstörungen

CH Extreme Symptomatik; Gewalttätigkeit; Aggressivität;
manische Zustände; Halluzinationen; qualvolle Angst,
schreckhafte Traumbilder; Delirien; Wutanfälle; nächtliche Panikattacken; Erregungs- und Verwirrungszustände,
tobt, schreit, schlägt um sich; erschrickt leicht; Furcht vor
Wasser, Flüssigkeiten, vor dem Alleinsein; fürchtet sich
vor Hunden; extreme Angst vor Dunkelheit, will immer
Licht (jedoch grelles Licht verschlechtert); Angst vor Tunnels oder geschlossenen Räumen; Krampfzustände beim
Anblick von glänzenden Gegenständen; große Geschwätzigkeit mit Beten, Lachen, Singen, Schreien; Stottern,
Sprachstörungen; Trockenheit des Mundes und des Halses,
Zusammenschnüren im Hals; krampfartiger Husten; heftiger Schluckauf; empfindet einzelne Körperteile vergrößert; Gesicht heiß und gerötet; Augen weit geöffnet; stark
erweiterte glänzende Pupillen; Fehlen von Schmerzen trotz
heftigster Symptome

MO ↑ Wärme; Licht; Gesellschaft
↓ Dunkelheit; Alleinsein; nach Schlaf; beim Schlucken

M Vorschrift 2a und 7, HAB; Komm.D+

AS = Ausgangsstoff, Verschreibungsstatus; BI = Bewährte Indikationen;
CH = Charakteristika; MO = Modalitäten; M = Herstellungsvorschrift,
Kommission-D-Monographie
Näheres siehe Seite 21, Erläuterungen zum Monographieteil

STROPHANTUS

AS   Samen von *Strophantus gratus* BAILL.; Verschreibungspflicht bis einschließlich D 3

BI   Alkoholismus; Altersherz; Altersschwindel; Angina pectoris; Arteriosklerose; Hypertonikerherz; Kollaps; Koronarinsuffizienz; Koronarsklerose; Kreislaufschwäche; Lampenfieber; Myokarditis; Myodegeneration; chronische Nesselsucht; Pneumonie; Prüfungsangst; nervöses Herz bei Rauchern

CH   Beleibte Personen mit gerötetem Gesicht; drückendes Angstgefühl am Herzen, welches zu tiefen Atemzügen nötigt; Examensangst; intensives Herzklopfen bei geringer Anstrengung; Extremitäten geschwollen, ödematös; vermehrte Harnabsonderung; schwere Erschöpfung durch Blutung nach Operationen und akuten Erkrankungen; Schläfenkopfschmerz mit Doppeltsehen; Übelkeit und Erbrechen mit speziellem Ekel vor Alkohol

M   Vorschrift 4a und 7, HAB; Komm.D+

AS = Ausgangsstoff, Verschreibungsstatus; BI = Bewährte Indikationen;
CH = Charakteristika; MO = Modalitäten; M = Herstellungsvorschrift,
Kommission-D-Monographie
Näheres siehe Seite 21, Erläuterungen zum Monographieteil

SULFUR

AS Schwefel, S

BI Akne; Bindehautentzündung; Durchfall; Furunkulose; Gelenk- und Muskelrheumatismus; Gicht; Haarausfall; Hämorrhoiden; Hautausschläge; Krampfadern; chronische Katarrhe der oberen Luftwege; Lidrandentzündung; Leberstörung; Lungen- und Rippenfellentzündung; Magenkatarrh; Schlafstörungen; Venenentzündung; Verstopfung; Wechseljahre; Windeldermatitis

CH Konstitutions- und Stoffwechselmittel von weitem Wirkungskreis; Leitsymptome sind: Gefühl von Brennen; juckende Hautausschläge aller Art; Körperöffnungen gerötet; Absonderungen übelriechend und wundmachend; Abneigung gegen Waschen; chronische, venöse Stauungen; kalte Füße, werden im Bett brennend heiß und müssen herausgestreckt werden; Hitzegefühl auf dem Scheitel; Schwächegefühl im Magen um 11 Uhr; Folgemittel nach akuten Krankheiten, ständig wiederkehrenden Beschwerden, verzögerter Rekonvaleszenz; Verlangen nach Süßem, Alkohol und Tabak; Typus: oft magere Menschen mit Hängeschultern oder wohlgenährt und robust; reizbar und mürrisch oder apathisch, traurig; unordentlich; philosophieren gerne

MO ↑ durch Bewegung; trockenes Wetter; Wärme
↓ Stehen; Wetterwechsel; Kälte; Nässe; abends; um Mitternacht; in Bettwärme; Alkohol und Tabak

M Vorschrift 5a und 6, HAB; Komm.D+

AS = Ausgangsstoff, Verschreibungsstatus; BI = Bewährte Indikationen; CH = Charakteristika; MO = Modalitäten; M = Herstellungsvorschrift, Kommission-D-Monographie
Näheres siehe Seite 21, Erläuterungen zum Monographieteil

SYMPHORICARPUS RACEMOSUS

AS Wurzel der Schneebeere; *Symphoricarpus albus* (L.)
S. R. BLAKE (*Symphoricarpus racemosus* MICHX.)

BI Schwangerschaft: Erbrechen, Übelkeit

CH Flaue Übelkeit, Abneigung gegen jede Speise; „tödliche
Übelkeit"; anhaltendes Schwangerschaftserbrechen; hefti-
ges Würgen; Aufschwulken von Magensäure mit bitterem
Geschmack; jede Bewegung verschlimmert die Übelkeit;
Verstopfung

MO ↑ Liegen auf dem Rücken

M Vorschrift 3a und 7, HAB; Komm.D–

AS = Ausgangsstoff, Verschreibungsstatus; BI = Bewährte Indikationen;
CH = Charakteristika; MO = Modalitäten; M = Herstellungsvorschrift,
Kommission-D-Monographie
Näheres siehe Seite 21, Erläuterungen zum Monographieteil

SYMPHYTUM

AS   Vor Blütebeginn ausgegrabene Wurzel des Beinwells; *Symphytum officinale* L.

BI   Amputationsschmerz; Kontusion des Augapfels; Augenverletzungen; Frakturen; Hämatom; Hernie; Knieneuralgie; Folgen von Knochenbrüchen; schlecht heilende Knochenbrüche; Magen- und Zwölffingerdarmgeschwür; Phantomschmerz; Prellung; Siebbeinfraktur; stumpfe Verletzungen; Verletzung von Sehnen und Knochenhaut

CH   Wirkt insbesondere auf Knochen und Periost; für Frakturen, sowohl akut als auch in Fällen, in denen ein Knochenbruch nicht, schlecht oder langsam heilt; komplizierte Brüche; Knochenschmerzen an der Bruchstelle; lang anhaltende, stechende Schmerzen nach der Verletzung (evtl. Schmerzen, die bleiben, auch wenn die Wunde abgeheilt ist); Periostschmerz nach Wundheilung; Anregung der Kallusbildung; Resorption von Hämatomen; Verletzungen, die durch stumpfe Gegenstände entstanden sind und zu Hämatomen und schmerzhaften Prellungen führen

MO   ↑ Wärme
      ↓ Berührung; Druck; Bewegung

M   Vorschrift 3a und 7, HAB; Komm.D+

AS = Ausgangsstoff, Verschreibungsstatus; BI = Bewährte Indikationen; CH = Charakteristika; MO = Modalitäten; M = Herstellungsvorschrift, Kommission-D-Monographie
Näheres siehe Seite 21, Erläuterungen zum Monographieteil

TABACUM

AS   Blätter des Virginischen Tabaks; *Nicotiana tabacum* L.

BI   Angina pectoris; Durchfall; Erbrechen; Krämpfe; Kollaps; Kopfschmerz; Lähmung; Morbus Meniére; Migräne; Neuralgien; Nierenkolik; Ohnmacht; Ohrensausen; Reisekrankheit; Sehstörungen; Strabismus; Schwangerschaft: Erbrechen, Übelkeit; Schwindel; Übelkeit

CH   Große Übelkeit mit Schwindel, Kopfschmerz und Erbrechen; Kollapsgefühl; kalte Schweiße; eisige Kälte des ganzen Körpers; extreme Blässe des Gesichts; Zittern; große Schwäche; Migräne mit Seh- und Hörstörungen; Doppeltsehen; Ohrensausen; heftige Krampfschmerzen in Magen und Darm; nervöses Herzklopfen; intermittierender Puls; mühsames Atmen; Gefühl höchster Elendigkeit, niedergeschlagen und erschöpft, schlaflos infolge nervöser Erregung

MO   ↑ frische Luft; nach Schweißausbruch, Erbrechen, Harn- oder Stuhlabgang

   ↓ geringste Bewegung; beim Autofahren; auf See; Tabakgenuss, Tabakrauch; in warmen Räumen

M   Vorschrift 4a und 7, HAB; Komm.D+

AS = Ausgangsstoff, Verschreibungsstatus; BI = Bewährte Indikationen; CH = Charakteristika; MO = Modalitäten; M = Herstellungsvorschrift, Kommission-D-Monographie
Näheres siehe Seite 21, Erläuterungen zum Monographieteil

TELLURIUM

AS   Tellurium metallicum, Tellur; Te

BI   Augenentzündung; Bartflechte; Ekzem; Harnröhrenausfluss; Heiserkeit; Konjunktivitis; Mittelohrentzündung;
Pityriasis versicolor; Schmerzen im Sakrum

CH   Hauptwirkung auf Augen, Ohren, obere Atemwege, Wirbelsäule und Haut; Augenlider verdickt, entzündet; pustulöse Konjunktivitis; Mittelohrentzündung mit nach Fischlake stinkender, scharfer Absonderung; Jucken, Schwellung und schmerzhaftes Pochen im äußeren Gehörgang;
verstopfte Nase oder Fließschnupfen; räuspert morgens
salzig schmeckenden Schleim aus den Choanen; Rücken
sehr empfindlich; Schmerz vom letzten Halswirbel zum
5. Brustwirbel; Ischialgie; Kontrakturen von Muskeln und
Sehnen; verschiedene Hautausschläge wie Tinea, Herpes
circinatus u. a.; Körpergeruch und übelriechender Achsel-
und Fußschweiß, knoblauchartig

MO   ↓ Berührung; Ruhe; Liegen auf betroffener Seite; Husten;
Lachen; Pressen zum Stuhlgang

M   Vorschrift 8a und 6, HAB; Komm.D+

AS = Ausgangsstoff, Verschreibungsstatus; BI = Bewährte Indikationen;
CH = Charakteristika; MO = Modalitäten; M = Herstellungsvorschrift,
Kommission-D-Monographie
Näheres siehe Seite 21, Erläuterungen zum Monographieteil

THALLIUM

AS   Metallisches Thallium; Thallium metallicum; Tl

BI   Abmagerung; Alopecia areata; Darmkrämpfe; Haarausfall; Lähmungen; Neuralgien; Polyneuritis; psychische Störungen; Schlaflosigkeit

CH   Äußerst heftige, reißende, ziehende Nervenschmerzen, mit Kältegefühl und Kribbeln, besonders an den Beinen; extrem berührungsempfindliche Fußsohlen; Taubheit der Finger und Zehen; Zyanose der Extremitäten; Abmagerung und Mattigkeit; anfallsartige Leibkrämpfe; Haarausfall, einschließlich der Bart-, Achsel- und Schamhaare, nach akuten, erschöpfenden Krankheiten; hartnäckige Schlaflosigkeit; Erregungszustände; Teilnahmslosigkeit; Periodizität der Beschwerden

MO   ↓ durch Bewegung; nachts

M   Vorschrift 8a und 6, HAB; Komm.D+

Besonderer Hinweis: Thallium sollte wegen der außerordentlichen Giftigkeit nicht unter D 6 gegeben werden

---

AS = Ausgangsstoff, Verschreibungsstatus; BI = Bewährte Indikationen;
CH = Charakteristika; MO = Modalitäten; M = Herstellungsvorschrift,
Kommission-D-Monographie
Näheres siehe Seite 21, Erläuterungen zum Monographieteil

THUJA

AS   Zweige mit Blättern des Abendländischen Lebensbaums; *Thuja occidentalis* L.

BI   Analfissur; Asthma; Augenerkrankungen; Balanitis; Blutungen; Durchfall; Dysmenorrhoe; fixe Ideen; Ganglion; Gonorrhoe; Hämorrhoiden; Ichtyosis; Ischialgie; Impfschäden; Kondylome; Kopfschmerz; Krebs; deformierte Nägel; Mittelohrentzündung; Myom; Nävus; Ozaena; Polypen; Prostatahypertrophie; Rheumatismus; chronischer Schnupfen; Verstopfung; Warzen

CH   Weites Einsatzgebiet; viele chronische Beschwerden, meist linksseitig; Folgen von Gonorrhoe, Impfungen; verschlossene, kontaktscheue Menschen; mürrisch, vergesslich, lebensüberdrüssig; fixe Ideen wie: seine Knochen seien aus Glas und zerbrechlich, eine fremde Person sei an seiner Seite, er habe ein lebendiges Tier im Bauch, er stehe unter dem Einfluss einer höheren Macht usw.; Wucherungen von Geweben z.B. Warzen, Kondylome, Myome, Polypen, Prostatahypertrophie, Krebs; meist verstopft (Stuhl schlüpft zurück), aber auch Durchfall nach dem Frühstück, wie herausgeschossen; Kopfschmerz wie von einem Nagel im Schädel; Schweiße an unbedeckten Stellen

MO   ↓ kaltes, nasses Wetter; kalt-feuchte Luft; nachts; Berührung

M   Vorschrift 3a und 7, HAB; Komm.D+

AS = Ausgangsstoff, Verschreibungsstatus; BI = Bewährte Indikationen; CH = Charakteristika; MO = Modalitäten; M = Herstellungsvorschrift, Kommission-D-Monographie
Näheres siehe Seite 21, Erläuterungen zum Monographieteil

URTICA

AS   Blühende kleine Brennessel; *Urtica urens* L.

BI   Agalaktie; allergische Reaktion (Muscheln, Schalentiere); Arthritis urica; Durchfall; Enuresis; Erythem; Fieber; Galaktorrhoe; Veranlagung zur Gicht; Insektenbisse und -stiche; Milchmangel; Milchstau; Milzerkrankungen; Nesselsucht; Neuritis; Pruritus vulvae; Rheumatismus; Verbrennungen und Verbrühungen 1. Grades

CH   Nesselsuchtartige Hautausschläge mit Brennen und Jucken; allergische Hautreaktionen; Ameisenlaufen; rheumatische Beschwerden verbunden mit Urtikaria; begünstigt Ausscheidungen; Urtikaria nach Seefischgenuss; beseitigt negative Folgen von Muschelgenuss; verminderte Milchbildung bei Stillenden, auch Milchfluss bei nicht schwangeren Frauen; im jährlichen Rhythmus wiederkehrende Prozesse

MO   ↑ Reiben; Hinlegen
       ↓ Berührung; Schneewetter; feucht-kalte Anwendungen

M   Vorschrift 2a und 7, HAB; Komm.D+

AS = Ausgangsstoff, Verschreibungsstatus; BI = Bewährte Indikationen;
CH = Charakteristika; MO = Modalitäten; M = Herstellungsvorschrift,
Kommission-D-Monographie
Näheres siehe Seite 21, Erläuterungen zum Monographieteil

VERATRUM ALBUM

AS Wurzelstock der Weißen Nießwurz; Germer; *Veratrum album* L.; Verschreibungspflicht bis einschließlich D 3

BI Asthma; Bronchitis; Cholera; Depression; Durchfall; Dysmenorrhoe; Erbrechen; Herzinfarkt; Keuchhusten; Kollaps; Kopfschmerz; Krämpfe; Manie; Melancholie; Migräne; Neuralgien; Ohnmacht; rheumatische Schmerzen; Schwangerschaft: Muskelkrämpfe, Muskelschmerzen; Schwindel; Stimmungsveränderungen im Wochenbett; Verstopfung; Wadenkrämpfe

CH Angezeigt bei vielen verschiedenen Erkrankungen, wenn folgende Leitsymptome auftreten: große Schwäche und Erschöpfung; kalter Schweiß auf der Stirn; extreme Kälte des ganzen Körpers, insbesondere der Extremitäten; eingefallene Gesichtszüge, blass, bläulich; viel Durst auf kalte Getränke; Verlangen nach Obst, Salz, Eis; von großer Bedeutung bei Kreislaufschwäche mit Herzklopfen, Kollaps, raschem, schwachem Puls; plötzliche, explosionsartige Durchfälle mit Erbrechen; krampfartige Regelschmerzen mit Frösteln, Durchfall, Nasenbluten; Kopfschmerz mit Erbrechen; manisch-depressive Gemütsleiden; Angstzustände

MO ↑ Wärme; heiße Kompressen
↓ nasskaltes Wetter; Kälte; Bettwärme

M Vorschrift 4a und 7, HAB; Komm.D+

AS = Ausgangsstoff, Verschreibungsstatus; BI = Bewährte Indikationen;
CH = Charakteristika; MO = Modalitäten; M = Herstellungsvorschrift,
Kommission-D-Monographie
Näheres siehe Seite 21, Erläuterungen zum Monographieteil

VIBURNUM

AS Rinde des gemeinen Schneeballs; *Viburnum opulus* L.

BI Abortus imminens; Dysmenorrhoe; Leukorrhoe; Schwangerschaft: Muskelkrämpfe, Muskelschmerzen

CH Sehr heftige, kolikartige Schmerzen in den Beckenorganen; krampfartige Dysmenorrhoe mit nervöser Reizbarkeit; Schmerzen bis in die Oberschenkel ausstrahlend; Menses zu spät, zu kurz, zu schwach; harter, trockener Stuhl oder wässriger Durchfall mit Frieren und kaltem Stirnschweiß; Übelkeit; Gefühl als ob der Rücken bricht; drohende Fehlgeburt

MO ↑ bei Bewegung; im Freien

M Vorschrift 3a und 7, HAB; Komm.D+

AS = Ausgangsstoff, Verschreibungsstatus; BI = Bewährte Indikationen;
CH = Charakteristika; MO = Modalitäten; M = Herstellungsvorschrift,
Kommission-D-Monographie
Näheres siehe Seite 21, Erläuterungen zum Monographieteil

VIOLA TRICOLOR

AS Kraut des blühenden Feld-Stiefmütterchens; *Viola tricolor* L.

BI Ekzeme; Impetigo; Milchschorf; Pollutionen; Pruritus

CH Chronische Hautausschläge über Gesicht, Kopf und hinter den Ohren, mit unerträglichem Jucken; dicke Krustenbildung mit eitrigen Absonderungen; trockene und nasse Ekzeme im Kindesalter; geschwollene Halslymphknoten; Milchschorf; reichlicher, übelriechender Harnabgang, „Katzenurin"; nächtliche Samenergüsse, geschwollene Vorhaut; rheumatische Schmerzen im ganzen Körper

MO ↓ im Winter

M Vorschrift 2a und 7, HAB; Komm.D+

AS = Ausgangsstoff, Verschreibungsstatus; BI = Bewährte Indikationen;
CH = Charakteristika; MO = Modalitäten; M = Herstellungsvorschrift,
Kommission-D-Monographie
Näheres siehe Seite 21, Erläuterungen zum Monographieteil

WYETHIA

AS   Unterirdische Teile von *Wyethia helenoides* (Dc.) Nutt.

BI   Hämorrhoiden; Heuasthma; Heuschnupfen; Laryngitis; Pharyngitis granularis; Reizhusten; Retronasalkatarrh; Stimmverlust

CH   Prickelndes, trockenes Gefühl in der hinteren Nase; Empfindung als stecke etwas in den Nasengängen; ungeheurer Juckreiz in Nase, Hals und Gaumen; Trockenheit der Kehle, ständiges Räuspern; trockener, hackender Husten durch Kitzel im Kehldeckel verursacht; Hals fühlt sich geschwollen an; Mund wie verbrüht; Obstipation mit Hämorrhoiden; Schmerz unter den Rippen der rechten Seite

M   Vorschrift 3a und 7, HAB; Komm.D+

AS = Ausgangsstoff, Verschreibungsstatus; BI = Bewährte Indikationen;
CH = Charakteristika; MO = Modalitäten; M = Herstellungsvorschrift,
Kommission-D-Monographie
Näheres siehe Seite 21, Erläuterungen zum Monographieteil

ZINCUM

AS Metallisches Zink; Zincum metallicum; Zn

BI Asthma bronchiale; Benommenheit; Dysmenorrhoe; Epilepsie; psychovegetative Erschöpfung; Exanthem; Gedächtnisschwäche; Folgen unterdrückter Hautausschläge; Husten; Kopfschmerz; Konzentrationsschwierigkeiten; nervöse Magen-Darm-Störungen; Nervosität; Neuralgie; Schlaflosigkeit; Schreck; Schwäche; Schwindel; Unruhe; Zähneknirschen; Zittern; Zuckungen

CH Mangelnde Vitalität; Erschöpfung; Benommenheit; Vergesslichkeit; innere Unruhe; überempfindlich auf Geräusche; Zittern; Zuckungen verschiedener Muskeln; heftiges Unruhegefühl in den Beinen, müssen dauernd bewegt werden (sogar im Schlaf); Brennen entlang der Wirbelsäule; Schmerzen etwa am letzten Brust- oder ersten Lendenwirbel, schlimmer im Sitzen; dumpfe Kopfschmerzen; Druck über der Nasenwurzel; Konstriktionsgefühl wie von einem Band um die Brust, mit Atemnot; unterdrückte bzw. sich nicht entwickelnde Hautausschläge; Magenschwäche gegen 11 Uhr morgens; lautes Aufschreien nachts im Schlaf; kann Harn nur in bestimmten Stellungen lassen; kleinste Mengen Wein werden nicht vertragen

MO ↑ Hervortreten unterdrückter Hautausschläge; Sekretionen; Bewegung
↓ Wein; nach dem Essen; Berührung; geistige Anstrengung

M Vorschrift 8a und 6, HAB; Komm.D+

AS = Ausgangsstoff, Verschreibungsstatus; BI = Bewährte Indikationen;
CH = Charakteristika; MO = Modalitäten; M = Herstellungsvorschrift,
Kommission-D-Monographie
Näheres siehe Seite 21, Erläuterungen zum Monographieteil

Kommission-D-Monographien

Kommission-D-Monographien

In diesem Buch verwendete Bezeichnung	Bezeichnung in der Kommission-D-Monographie	Ein-stufung	Nr. des Bundes-anzeigers	Veröffent-lichungs-datum
Acidum hydrofluoricum	Acidum hydrofluoricum	positiv	Nr. 86 Nr. 190a	06.05.1994 10.10.1985
Acidum nitricum	Acidum nitricum	positiv	Nr. 177 Nr. 97 Nr. 190a	21.09.1993 08.03.1990 10.10.1985
Acidum oxalicum	Acidum oxalicum	positiv	Nr. 47 Nr. 109a	08.03.1990 16.06.1987
Acidum phosphoricum	Acidum phosphoricum	positiv	Nr. 190a	10.10.1985
Acidum picrinicum	Acidum picrinicum	positiv	Nr. 109a	16.06.1987
Acidum sulfuricum	Acidum sulfuricum	positiv	Nr. 47 Nr. 190a	08.03.1990 10.10.1985
Aconitum	Aconitum napellus	positiv	Nr. 190a	10.10.1985
Aesculus	Aesculus hippocastanum	positiv	Nr. 190a	10.10.1985

In diesem Buch verwendete Bezeichnung	Bezeichnung in der Kommission-D-Monographie	Ein-stufung	Nr. des Bundes-anzeigers	Veröffent-lichungs-datum
Aethusa	Aethusa cynapium	positiv	Nr. 86 Nr. 16 Nr. 190a	06.05.1994 24.01.1989 10.10.1985
Agaricus	Amanita muscaria	positiv	Nr. 190a	10.10.1985
Agnus castus	Vitex agnus-castus	positiv	Nr. 190a	10.10.1985
Alfalfa	Medicago sativa	positiv	Nr. 108a	19.06.1986
Allium cepa	Allium cepa	positiv	Nr. 86 Nr. 190a	06.05.1994 10.10.1985
Aloe	Aloe	positiv	Nr. 177 Nr. 190a	21.09.1993 10.10.1985
Alumina	Aluminium oxydatum	positiv	Nr. 130 Nr. 190a	17.07.1991 10.10.1985
Ambra	Ambra grisea	positiv	Nr. 190a	10.10.1985
Anacardium	Semecarpus anacardium	positiv	Nr. 47 Nr. 54a	08.03.1990 17.03.1989
Antimonium crudum	Stibium sulfuratum nigrum	positiv	Nr. 47 Nr. 190a	08.03.1990 10.10.1985

In diesem Buch verwendete Bezeichnung	Bezeichnung in der Kommission-D-Monographie	Einstufung	Nr. des Bundesanzeigers	Veröffentlichungsdatum
Antimonium tartaricum	Kalium stibyltartaricum	positiv	Nr. 47 Nr. 190a	08.03.1990 10.10.1985
Apis	Apis mellifica	positiv	Nr. 47 Nr. 16 Nr. 190a	08.03.1990 24.01.1989 10.10.1985
Argentum nitricum	Argentum nitricum	positiv	Nr. 190a	10.10.1985
Arnica	Arnica montana	positiv	Nr. 47 Nr. 16 Nr. 217a	08.03.1990 24.01.1989 22.11.1985
Arsenicum album	Acidum arsenicosum	positiv	Nr. 177 Nr. 2 Nr. 190a	21.09.1993 06.01.1993 10.10.1985
Arum triphyllum	Arisaema triphyllum	positiv	Nr. 86 Nr. 190a	06.05.1994 10.10.1985
Asa foetida	Asa foetida	positiv	Nr. 86 Nr. 190a	06.05.1994 10.10.1985
Barium carbonicum	Barium carbonicum	positiv	Nr. 190a Nr. 130	10.10.1985 17.07.1991

In diesem Buch verwendete Bezeichnung	Bezeichnung in der Kommission-D-Monographie	Ein-stufung	Nr. des Bundes-anzeigers	Veröffent-lichungs-datum
Belladonna	Atropa belladonna	positiv	Nr. 190a	10.10.1985
Bellis	Bellis perennis	positiv	Nr. 190a	10.10.1985
Berberis	Berberis vulgaris	positiv	Nr. 217a	22.11.1985
Borax	Natrium tetraboracicum	positiv	Nr. 22a	03.02.1988
Bryonia	Bryonia cretica	positiv	Nr. 16 Nr. 190a	24.01.1989 10.10.1985
Bufo	Bufo bufo	positiv	Nr. 190a	10.10.1985
Caladium	Dieffenbachia seguine	positiv	Nr. 109a	16.06.1987
Calcium carbonicum	Calcium carbonicum Hahnemanni	positiv	Nr. 47 Nr. 190a	08.03.1990 10.10.1985
Calcium phosphoricum	Calcium phosphoricum	positiv	Nr. 190a	10.10.1985
Calendula	Calendula officinalis	positiv	Nr. 190a	10.10.1985
Camphora	Camphora	positiv	Nr. 190a	10.10.1985
Cantharis	Lytta vesicatoria	positiv	Nr. 190a	10.10.1985
Capsicum	Capsicum annuum	positiv	Nr. 190a	10.10.1985
Carbo vegetabilis	Carbo vegetabilis	positiv	Nr. 190a	10.10.1985

In diesem Buch verwendete Bezeichnung	Bezeichnung in der Kommission-D-Monographie	Ein-stufung	Nr. des Bundes-anzeigers	Veröffent-lichungs-datum
Cardiospermum	Cardiospermum halicacabum	positiv	Nr. 217 Nr. 199a	23.11.1990 20.10.1989
Castor equi	Castor equi	positiv	Nr. 190a	10.10.1985
Caulophyllum	Caulophyllum thalictroides	positiv	Nr. 190a	10.10.1985
Causticum	Causticum Hahnemanni	positiv	Nr. 190a	10.10.1985
Chamomilla	Chamomilla recutita	positiv	Nr. 217a	22.11.1985
China	Cinchona succirubra	positiv	Nr. 47 Nr. 109a	08.03.1990 16.06.1987
Cimicifuga	Cimicifuga racemosa	positiv	Nr. 190a	10.10.1985
Cinnabaris	Hydrargyrum sulfuratum rubrum	positiv	Nr. 22a	03.02.1988
Clematis	Clematis recta	positiv	Nr. 190a	10.10.1985
Cocculus	Anamirta cocculus	positiv	Nr. 190a	10.10.1985
Coccus cacti	Dactylopius coccus	positiv	Nr. 217a	22.11.1985
Coffea	Coffea arabica	positiv	Nr. 190a	10.10.1985
Colchicum	Colchicum autumnale	positiv	Nr. 16 Nr. 190a	24.01.1989 10.10.1985

In diesem Buch verwendete Bezeichnung	Bezeichnung in der Kommission-D-Monographie	Ein-stufung	Nr. des Bundes-anzeigers	Veröffent-lichungs-datum
Colocynthis	Citrullus colocynthis	positiv	Nr. 190a	10.10.1985
Conium	Conium maculatum	positiv	Nr. 217a	22.11.1985
Croton tiglium	Croton tiglium	positiv	Nr. 217a Nr. 177	04.10.1985 21.09.1993
Cuprum	Cuprum metallicum	positiv	Nr. 190a	10.10.1985
Cyclamen	Cyclamen europaeum	positiv	Nr. 47 Nr. 217a	08.03.1990 22.11.1985
Digitalis	Digitalis purpura	positiv	Nr. 217a	22.11.1985
Drosera	Drosera	positiv	Nr. 217a	22.11.1985
Dulcamara	Solanum dulcamara	positiv	Nr. 217a	22.11.1985
Eupatorium	Eupatorium perfoliatum	positiv	Nr. 217a	22.11.1985
Euphrasia	Euphrasia officinalis	positiv	Nr. 217a	22.11.1985
Ferrum phosphoricum	Ferrum phosphoricum	positiv	Nr. 130 Nr. 190a	17.07.1991 10.10.1985
Ferrum picrinicum	Ferrum picrinicum	positiv	Nr. 130 Nr. 29a	17.07.1991 12.02.1986

In diesem Buch verwendete Bezeichnung	Bezeichnung in der Kommission-D-Monographie	Ein-stufung	Nr. des Bundes-anzeigers	Veröffent-lichungs-datum
Galphimia	Thryallis glauca	positiv	Nr. 22a	03.02.1988
Gelsemium	Gelsemium sempervivens	positiv	Nr. 217a	22.11.1985
Glonoinum	Nitroglycerinum	positiv	Nr. 190a	10.10.1985
Gnaphalium	Pseudognaphalium obtusifolium	positiv	Nr. 29a	12.02.1986
Graphites	Graphites	positiv	Nr. 29a	12.02.1986
Hamamelis	Hamamelis virginiana	positiv	Nr. 29a	12.02.1986
Helleborus	Helleborus niger	positiv	Nr. 22a	03.02.1988
Hepar sulfuris	Hepar sulfuris	positiv	Nr. 190a	10.10.1985
Hyoscyamus	Hyoscyamus niger	positiv	Nr. 190a	10.10.1985
Hypericum	Hypericum perforatum	positiv	Nr. 190a	10.10.1985
Ignatia	Strychnos ignatii	positiv	Nr. 22a	03.02.1988
Ipecacuanha	Cephalis ipecacuanha	positiv	Nr. 190a	10.10.1985
Iris	Iris versicolor	positiv	Nr. 190a	10.10.1985
Kalium bichromicum	Kalium bichromicum	positiv	Nr. 16 Nr. 109a	24.01.1989 16.06.1987

In diesem Buch verwendete Bezeichnung	Bezeichnung in der Kommission-D-Monographie	Ein- stufung	Nr. des Bundes- anzeigers	Veröffent- lichungs- datum
Kalium carbonicum	Kalium carbonicum	positiv	Nr. 190a	10.10.1985
Kalium phosphoricum	Kalium phosphoricum	positiv	Nr. 190a	10.10.1985
Kreosotum	Kreosotum	positiv	Nr. 29a	12.02.1986
Lac caninum	Lac caninum	positiv	Nr. 22a	03.02.1988
Lachesis	Lachesis mutus	positiv	Nr. 56a	07.04.1989
Ledum	Ledum palustre	positiv	Nr. 190a	10.10.1985
Lilium tigrinum	Lilium lancifolium	positiv	Nr. 190a	10.10.1985
Luffa	Luffa operculata	positiv	Nr. 129a	14.09.1988
Lycopodium	Lycopodium clavatum	positiv	Nr. 172a	14.09.1988
Magnesium carbonicum	Magnesium carbonicum	positiv	Nr. 190a	10.10.1985
Magnesium phosphoricum	Magnesium phosphoricum	positiv	Nr. 190a	10.10.1985
Medorrhinum	Medorrhinum-Nosode	positiv	Nr. 172a	14.09.1988
Melilotus	Melilotus officinalis	positiv	Nr. 29a	12.02.1986
Mercurius solubilis	Mercurius solubilis Hahnemanni	positiv	Nr. 47 Nr. 146 Nr. 242a	08.03.1990 08.08.1989 28.12.1988

330

In diesem Buch verwendete Bezeichnung	Bezeichnung in der Kommission-D-Monographie	Ein-stufung	Nr. des Bundes-anzeigers	Veröffent-lichungs-datum
Millefolium	Achillea millefolium	positiv	Nr. 29a	12.02.1986
Moschus	Moschus moschiferus	positiv	Nr. 172a	14.09.1988
Myristica	Virola sebifera	positiv	Nr. 172a	14.09.1988
Natrium chloratum	Natrium chloratum	positiv	Nr. 190a	10.10.1985
Natrium nitricum	Natrium nitricum	positiv	Nr. 172a	14.09.1988
Nux moschata	Myristica fragrans	positiv	Nr. 47 Nr. 29a	08.03.1990 12.02.1986
Nux vomica	Strychnos nux-vomica	positiv	Nr. 146	08.08.1989
Okoubaka	Okoubaka aubrevillei	positiv	Nr. 54a	17.03.1989
Opium	Opium	positiv	Nr. 54a	17.03.1989
Petroleum	Petroleum rectificatum	positiv	Nr. 44	03.03.1990
Phellandrium	Oenanthe aquatica	positiv	Nr. 242a	28.12.1988
Phosphorus	Phosphorus	positiv	Nr. 213	11.11.1989
Phytolacca	Phytolacca americana	positiv	Nr. 29a	12.02.1986
Platinum	Platinum metallicum	positiv	Nr. 242a Nr. 131	28.12.1988 15.07.1994

In diesem Buch verwendete Bezeichnung	Bezeichnung in der Kommission-D-Monographie	Ein-stufung	Nr. des Bundes-anzeigers	Veröffent-lichungs-datum
Plumbum	Plumbum metallicum	positiv	Nr. 47 Nr. 242a	08.03.1990 28.12.1988
Podophyllum	Podophyllum peltatum	positiv	Nr. 47 Nr. 109a	08.03.1990 16.06.1987
Populus tremuloides	Populus tremuloides	positiv	Nr. 242a	28.12.1988
Pulsatilla	Pulsatilla pratensis	positiv	Nr. 160	28.08.1990
Rhododendron	Rhododendron	positiv	Nr. 242a	28.12.1988
Rhus toxicodendron	Toxicodendron quercifolium	positiv	Nr. 160 Nr. 230	28.08.1990 11.11.1989
Ricinus	Ricinus communis	positiv	Nr. 242a	28.12.1988
Robinia	Robinia pseudoacacia	positiv	Nr. 242a	28.12.1988
Rumex	Rumex crispus	positiv	Nr. 108a	19.06.1986
Ruta	Ruta graveolens	positiv	Nr. 16 Nr. 190a	24.01.1989 10.10.1985
Sabal	Serenoa repens	positiv	Nr. 54a	17.03.1989
Sabina	Juniperus sabina	positiv	Nr. 29a	12.02.1986

In diesem Buch verwendete Bezeichnung	Bezeichnung in der Kommission-D-Monographie	Ein-stufung	Nr. des Bundes-anzeigers	Veröffent-lichungs-datum
Sambucus nigra	Sambucus nigra	positiv	Nr. 54a	17.03.1989
Sanguinaria	Sanguinaria canadensis	positiv	Nr. 190a	10.10.1985
Selenium	Selenium amorphum	positiv	Nr. 54a	17.03.1989
Sepia	Sepia officinalis	positiv	Nr. 160	28.08.1990
Silicea	Acidum silicicum	positiv	Nr. 190a	10.10.1985
Solidago	Solidago virgaurea	positiv	Nr. 29a	12.02.1986
Spigelia	Spigelia anthelmina	positiv	Nr. 47 Nr. 108a	08.03.1990 19.06.1986
Spongia	Euspongia officinalis	positiv	Nr. 47 Nr. 190a	08.03.1990 10.10.1985
Staphisagria	Delphinium staphisagria	positiv	Nr. 54a	17.03.1989
Sticta pulmonaria	Lobaria pulmonaria	positiv	Nr. 29a	12.02.1986
Stramonium	Datura stramonium	positiv	Nr. 108a	19.06.1986
Strophantus	Strophantus gratus	positiv	Nr. 190a	10.10.1985
Sulfur	Sulfur	positiv	Nr. 104a	07.06.1990

In diesem Buch verwendete Bezeichnung	Bezeichnung in der Kommission-D-Monographie	Ein-stufung	Nr. des Bundes-anzeigers	Veröffent-lichungs-datum
Symphoricarpus racemosus	Symphoricarpus albus e radice	negativ	Nr. 54a	17.03.1989
Symphytum	Symphytum officinale e radice	positiv	Nr. 130	17.07.1991
Tabacum	Nicotiana tabacum	positiv	Nr. 47 Nr. 16 Nr. 108a	08.03.1990 24.01.1989 19.06.1986
Tellurium	Tellurium metallicum	positiv	Nr. 65a	07.04.1989
Thallium	Thallium metallicum	positiv	Nr. 130 Nr. 66a	17.07.1991 07.04.1989
Thuja	Thuja occidentalis	positiv	Nr. 16 Nr. 29a	24.01.1989 12.02.1986
Urtica	Utica urens	positiv	Nr. 217a	22.11.1985
Veratrum album	Veratrum album	positiv	Nr. 190a	10.10.1985
Viburnum	Viburnum opulus	positiv	Nr. 190a	10.10.1985
Viola tricolor	Viola tricolor	positiv	Nr. 29a	12.02.1986
Wyethia	Wyethia helenoides	positiv	Nr. 146	08.08.1989
Zincum	Zincum metallicum	positiv	Nr. 190a	10.10.1985

Literatur

Allen, H.C. (1996): Die Heilmittel von Fiebern, Müller & Steinicke Verlag, München

Allen, H.C. (1999): Leitsymptome wichtiger Mittel der homöopathischen Materia medica, Burgdorf Verlag, Göttingen

Bielau, K. (2002): Der homöopathische Hausarzt, 1. Aufl., Verlag des Österreichischen Kneippbundes GmbH, A-Leoben

Brandl, A. (2002): Homöopathie pocket, 3. Aufl., Börm Bruckmeier Verlag, Grünwald

Boerike, W. (1996): Handbuch der homöopatischen Materia medica, 2. Aufl., Haug Verlag, Heidelberg

Chancrin, E., Hendrich, B., Schröder, M., Schünhoff, R. (1987): Homöopathische Erste Hilfe, 5. Aufl., Angewandte Homöopathie GdbR Verlag, Glässner-OFFSET, München

Coulter, C.R. (1998): Portraits homöopatischer Arzneimittel, Band I,II, 5. Aufl., Haug Verlag, Heidelberg

Deutsche Homöopathie-Union, (2002), DHU Homöopathisches Repetitorium, Deutsche Homöopathie-Union, Karlsruhe

Deutsche Homöopathie-Union (2002), Remedia Homoeopathika, Ausgabe 17, Deutsche Homöopathie-Union, Karlsruhe

Dorcsi, M. (1998): Homöopathie heute, Rowohlt-Taschenbuch-Verlag, Reinbek bei Hamburg

Dorcsi, M. (1993): Homöopathie, Grundlagen, Arzneimittellehre, Symptomenverzeichnis, 4. Aufl., Rowohlt-Taschenbuch-Verlag, Reinbek bei Hamburg

Enders, N. (1999): Bewährte Anwendung der homöopathischen Arznei, Band I,II, 3. Aufl., Haug Verlag, Heidelberg

Enders, N. (2002): Enders' Handbuch Homöopathie, Haug Verlag, Stuttgart

Enders, N. (2000): Homöopathische Hausapotheke, 8. Aufl., Haug Verlag, Heidelberg

Enders, N. (1992): Homöopathische Heuschnupfenfibel, Haug Verlag, Heidelberg

Friese, K.-H. (1998): Homöopathie in der HNO-Heilkunde, 3. Aufl., Hippokrates Verlag, Stuttgart

Gawlik, W. (2002): Arzneimittelbild und Persönlichkeitsportrait, 4. Aufl., Hippokrates Verlag, Stuttgart

Gawlik, W. (2002): Der kurze Weg zum homöopathischen Arzneimittel, 3. Aufl., Haug Verlag, Heidelberg

Gebhardt, K.-H. (1996): Stauffer's homöopathisches Taschenbuch, 26. Aufl., Haug Verlag, Heidelberg

Graf, F.P. (2000): Ganzheitliches Wohlbefinden, Homöopathie für Frauen, 7. Aufl., Herder Verlag, Freiburg

Graf, F.P. (1998): Homöopathie für Hebammen und Geburtshelfer, 5. Aufl., Elwin-Staude Verlag, Hannover

Gréco, J. (1993): Homöopathische Therapie in der Frauenheilkunde, 1. Aufl., Jungjohann Verlagsgesellschaft, Neckarsulm

Greiner, S., Keller, K., Stockebrand P. (1995): Homöopathische Arzneimittel, Materialien zur Bewertung, 6. Ergänzungslieferung, Govi Verlag, Eschborn

von Grudzinski, T., Vint P. (1996): Der Neue Clarke, Band I-X, Dr. Grohmann GmbH Verlag, Enger

Guernsey, H. N. (1999): Keynotes zur Materia Medica, 2. Aufl., Haug Verlag, Heidelberg

Hack, H.-P. (1999): Wesen und Symptome homöopathischer Arzneimittel, HPH Verlag, Sonnenbühl

Häring Zimmerli, S. (1997): Homöopathische Arzneimittel-Typen, Band I, II, 2. Aufl., Müller & Steinicke KG Verlag, München

Homöopathisches Arzneibuch 2002, HAB 2002, Deutscher Apotheker Verlag, Stuttgart, Govi Verlag, Eschborn

Imhäuser, H. (2000): Homöopathie in der Kinderheilkunde, 12. Aufl., Haug Verlag, Heidelberg

Jahr, G.H.G. (1997): Ausführliche Arzneimittellehre Band I, II, vergrößerter Nachdruck der Ausgabe 1848, B. von der Lieth Verlag, Hamburg

Jahr, G.H.G. (1998): Therapeutischer Leitfaden, Unveränderter Nachdruck der Ausgabe 1869; B. von der Lieth Verlag, Hamburg

Jansen, A. (1999): Bönninghausens „Abgekürzte Übersicht der Eigentümlichkeiten und Hauptwirkungen der homöopathischen Arzneien", B. von der Lieth Verlag, Hamburg

Jost, M. (1998): Homöopathie im akuten Krankheitsfall, 2. Auflage, Homoeopathie Verlag, Merzig

Köhler, G. (2001): Lehrbuch der Homöopathie, Band II, 5. Aufl., Hippokrates Verlag, Stuttgart

Kruzel, Thomas (2000): Erste-Hilfe-Handbuch Homöopathie, Haug Verlag, Heidelberg

Lockie, A., Geddes, N. (2001): Frauenhandbuch der Homöopathie, 2. Aufl., Zabert Sandmann Verlag, München

Lockie, A., Geddes, N., (2003): Homöopathie, Das große Hausbuch der Heilverfahren bei häufig vorkommenden Erkrankungen, BLV Verlag, München, Wien, Zürich

Mandl, E., (1997): Arzneipflanzen in der Homöopathie, 2. Aufl., Wilhelm Mandrich Verlag, Wien, München, Bern

Mandl, E., (1992): Tiere, Minerale und andere Heilmittel in der Homöopathie, Wilhelm Mandrich Verlag, Wien, München, Bern

Mezger, J. (1999): Gesichtete homöopathische Arzneimittellehre, Band I, II, 11. Aufl., Haug Verlag, Heidelberg

Morrison, R. (1995): Handbuch der homöopathischen Leitsymptome und Bestätigungssymptome, 1. Aufl., Kai Kröger Verlag, Groß Wittensee

Nash, E. (2001): Leitsymptome in der homöopathischen Therapie, 19. Aufl., Haug Verlag, Heidelberg

Pschyrembel, W. (2001): Klinisches Wörterbuch, 259. Auflage, de Gruyter Verlag, Berlin, New York

Rehm, E. (1974): Bewährte homöopathische Rezepte, 4. Aufl., Turm Verlag, Bietigheim

Richberg, I.-M. (1997): Homöopathie für Frauen, Mosaik Verlag, München

Rose, B. (1995): Der große Familienratgeber Homöopathie, Midena Verlag, Küttingen/Aarau

Rose, B., Scott-Montcrieff, C. (2000): Homöopathie für Frauen, 1. Aufl., Könemann Verlagsgesellschaft mbH, Köln

Rosival, V. (1996): Die Homöopathische Hausapotheke, 3. Aufl., Dr. Vera Rosival Verlag, München

Roy, C. und R. (1999): Homöopathie für Mutter und Kind, 1. Aufl., Goldmann Verlag, München

Roy, R. und C. (2000): Selbstheilung durch Homöopathie, Droemer Verlag, München

Sankaran, R. (1998): Das geistige Prinzip der Homöopathie, 2. Aufl.

Schlüren, E. (2001): Homöopathie in der Frauenheilkunde und Geburtshilfe, 8. Aufl., Haug Verlag, Heidelberg

Schneider, A. (1998): Homöopathie für Frauen, 1. Aufl., Gräfe und Unzer Verlag, München

Schroyens, F. (1997): Synthesis, 3. Aufl., EOS Verlag, Erzabtei St. Ottilien

Sommer, S. (2001): Homöopathie, 10. Aufl., Gräfe und Unzer Verlag GmbH, München

Stumpf, W. (2002): Homöopathie, Selbstbehandlung, zuverlässige Mittelwahl, Hilfe im Notfall, 14. Aufl., Gräfe und Unzer Verlag GmbH, München

Stauffer, K. (1998): Homöotherapie, 5. Aufl., Sonntag Verlag, Stuttgart

Stauffer, K. (2002): Klinische Homöopatische Arzneimittellehre, 14. Aufl., Sonntag Verlag, Stuttgart

Stauffer, K. (1997): Symptomen-Verzeichnis, 11. Aufl., Johannes Sonntag Verlagsbuchhandlung, Stuttgart

Tauscher, M. (2000): Therapiehandbuch Homöopathie, 2. Aufl., Urban & Fischer Verlag, Ulm, Stuttgart, Jena, Lübeck

Tyler, M.L. (1997): Wichtige Krankheitszustände und ihre homöopathischen Mittel, Dr. Grohmann GmbH Verlag, Enger

Vermeulen, F. (1998): Synoptische Materia Medica, 2. Aufl., Kai Kröger Verlag, Groß Wittensee

Vithoulkas, G. (1998): Essenzen homöopathischer Arzneimittel, Sylvia Faust Verlag, Höhr-Grenzhausen

Vithoulkas, G. (2002): Medizin der Zukunft, 18. Aufl., Georg Wenderoth Verlag, Kassel

Voegeli, A. (2002): Leit- und wahlanzeigende Symptome der Homöopathie, 5. Aufl., Haug Verlag, Heidelberg

Wiesenauer, M. (2000): Homöopathie für Apotheker und Ärzte, Band 1, 2, 10. Ergänzungslieferung, Deutscher Apotheker Verlag Stuttgart

Wiesenauer, M., Elies, M. (1998): Gynäkologisch-geburtshilfliche Praxis, 3. Aufl., Hippokrates Verlag, Stuttgart

Wiesenauer, M., Elies, M. (2001): Homöopathische Praxis, Hippokrates Verlag GmbH, Stuttgart

Wiesenauer, M., Elies, M. (2000): Praxis der Homöopathie, 3. Aufl., Hippokrates Verlag, Stuttgart

Wiesenauer, M., Keller, G. (2001): Arzneimittel der Besonderen Therapierichtungen, Deutscher Apotheker Verlag, Stuttgart

Indikationsregister

A

Abszess 105
ADHS 158 ff.
Aphonie 63
Aphthen 56
Ärger 25
Arthritis 102 ff.
– Augenentzündung
– im Säuglings- und Kindes-
  alter 153 f.
Augenverletzungen 44

B

Bauchkrämpfe 67 f.
Bauchschmerzen 67 f.
Bindehautentzündung 45
Blähungen 69 f.
Blähungskoliken 67
– bei Säuglingen 155
Blasenbeschwerden nach
  Operation, Entbindung 80
Blasenentzündung 81 f.
Blutungen 117 f.
Brustdrüsenentzündung
  143 f.
Brustwarzenentzündung
  145 f.

C

Cystitis 81 f.

D

Diarrhoe 71 f.
– vor oder nach Aufregungen
  73
Dysmenorrhoe 86 ff.

E

Epistaxis 51
Erbrechen 75 f.
– in der Schwangerschaft
  136 f.
– Reisekrankheit 116
Erschöpfung 111 f.
– geistige 26
– in der Stillzeit 147 f.

F

Fließschnupfen 54
Foetor ex ore 58
Furunkel 105

G

Geburtserleichterung 138 ff.
Geburtsfolgen 141 f.
Gehirnerschütterung 126
Gelenkschmerzen 102 ff.
Gerstenkorn 46
grippaler Infekt 113 ff.

H

Haarausfall
– Allergien 35
– Arzneimittel-Neben-
  wirkungen 35
– geistige Überanstrengung 37
– Kummer 37
– mit hormoneller Dysfunktion 34
– mit vorzeitiger Alterung 35
– nach Krankheit 36
Halsschmerz 61 f.
Hämorrhoiden 74

Harninkontinenz 83
Harnverhaltung 83
Heimweh 27
Heiserkeit 63
Herpes labialis 57
Heuschnupfen 50
Hexenschuss 96
Hordeolum 46
Hühneraugen 106
Husten 64 ff.

I

Impotenz 84
Infekt, grippaler 113 ff.
Inkontinenz 83
Insektenstich 107
Ischialgie 97 f.

K

Keuchhusten 156 f.
Klimakterium 93 ff.
Knochenbrüche 119
Koliken 67 f.
Konjunktivitis 45
Konzentrationsschwierigkeiten
  im Kindesalter 158 ff.
Kopfschmerz
– Klimakterium 41
– mit Organbeziehung 40
– Schwangerschaft 41
– seelischer Auslöser 38 f.
– Stillzeit 41
Kränkung 28
Kummer 28

L

Lampenfieber 30
Lippenherpes 57
Lumbago 96

M

Masern 162 f.
Mastitis 143 f.
Meteorismus 69 f.
Migräne 42
– starke Übelkeit und
  Erbrechen 43
Milcherbrechen 165
Milchmangel 149
Milchschorf 164
Milchstau 149 f.
Milchüberschuss 150
Milchunverträglichkeit 165
Mittelohrentzündung 48 f.
Morbilli 162 f.
Mumps 166 f.
Mundgeruch 58
Mundsoor 168
Muskelkater 99
Muskelkrämpfe 100
– in der Schwangerschaft
  128 ff.
Muskelschmerz in der Schwan-
  gerschaft 128 f.
Mutterbänderschmerz in der
  Schwangerschaft 130

N

Nackenschmerzen 101
Nasenbluten 51
Nasennebenhöhlen-
  entzündung 52 f.
Nesselsucht 108

O

Obstipation 77 ff.
Ödeme in der Schwanger-
  schaft 131
Ohnmacht 120 f.
Otitis media 48 f.

P

Panik 29
Parotitis epidemica 166 f.
Pertussis 156 f.
Pharyngitis 61 f.
Prämenstruelles Syndrom 90 ff.
Prellungen 126
Prostatahypertrophie 85
Prüfungsangst 30

Q

Quetschungen 126

R

Regelbeschwerden 86 ff.
Reisekrankheit 116
Rheumatismus 102 ff.
Rhinitis 54 f.
Rhinitis allergica 50
Röteln 169
Rubeola 169
Ruhelosigkeit 31

S

Säuglingsschnupfen 170
Scharlach 171
Schnupfen 54 f.
Schock 32
Schreck 32
Schwäche 111 f.
Schwindel bei Reisekrankheit
    116
Sinusitis 52 f.
Sodbrennen in der Schwanger-
    schaft 132 f.
Sonnenallergie 109
Sonnenbrand 109
Sonnenstich 122 f.
Sorgen 28
Stimmungsveränderungen im
    Wochenbett 151 f.
– in der Schwangerschaft 134 f.

Stimmverlust 63
Stockschnupfen 54

T

Todesfall 33
Tonsillitis 61 f.
Trauer 33

U

Übelkeit 75 f.
– in der Schwangerschaft
    136 f.
– Reisekrankheit 116
Überanstrengung der Augen
    47
–, geistige 26
Unruhe 31
Urtikaria 108

V

Varizellen 173
Verbrennungen 124
Verletzungen, offene 125
–, stumpfe 126 f.
Verrenkungen 127
Verrucae 110
Verstauchungen 127
Verstopfung 77 ff.
Völlegefühl 69 f.

W

Warzen 110
Wechseljahre 93 ff.
Windeldermatitis 172
Windpocken 173

Z

Zahnextraktion 59
Zahnfleischbluten 60
Zahnungsbeschwerden 174
Zerrungen 127
Zorn 25